PSICOLOGIA EM SAÚDE

INTERVENÇÕES, PROTOCOLOS E O CUIDADO NA ATUAÇÃO

ASSOCIAÇÃO BRASILEIRA DE PSICOLOGIA DA SAÚDE

ABPSA

PSICOLOGIA EM SAÚDE

INTERVENÇÕES, PROTOCOLOS E O CUIDADO NA ATUAÇÃO

EDITORES

Ricardo Silva dos Santos Durães

Janari da Silva Pedroso

manole
editora

Produção editorial: Rosana Arruda da Silva
Projeto gráfico: Departamento de arte da Editora Manole
Editoração eletrônica e ilustrações: Estúdio Castellani
Capa: Ricardo Yoshiaki Nitta Rodrigues
Imagem de capa: www.freepik com

CIP-BRASIL. CATALOGAÇÃO NA PUBLICAÇÃO
SINDICATO NACIONAL DOS EDITORES DE LIVROS, RJ

P969

Psicologia em saúde : intervenções, protocolos e o cuidado na atuação. / editores Ricardo Silva dos Santos Durães, Janari da Silva Pedroso. - 1. ed. - Barueri [SP] : Manole, 2025.
232 p.

ISBN 978-85-204-6759-6

1. Psicoterapia. 2. Psicologia clínica da saúde. I. Durães, Ricardo Silva dos Santos. II. Pedroso, Janari da Silva.

25-96824.0 CDD: 150.72
CDU: 159.9.072

Gabriela Faray Ferreira Lopes - Bibliotecária - CRB-7/6643

Editora Manole Ltda.
Alameda Rio Negro, 967, cj. 717
06454-000 – Barueri – SP – Brasil
Tel.: (11) 4196-6000
www.manole.com.br
https://atendimento.manole.com.br

Impresso no Brasil
Printed in Brazil

Dedicatória

Dedicamos este livro a todos(as) os(as) profissionais da psicologia que, com dedicação e compromisso, atuam na promoção da saúde e no cuidado integral. Às pessoas que encontram na psicologia um espaço de acolhimento, escuta e transformação.

Também dedicamos esta obra às famílias que enfrentam desafios junto a seus entes queridos, aos(às) pesquisadores(as) e docentes que impulsionam a ciência psicológica e àqueles(as) que acreditam no poder da psicologia para construir um sistema de saúde mais humano e eficaz.

Agradecimentos

A construção deste livro é fruto da dedicação coletiva de pesquisadores(as), profissionais e acadêmicos(as) que compartilham o compromisso com a psicologia em saúde. Agradecemos a todos(as) os(as) autores(as) que contribuíram com seus capítulos, trazendo reflexões, experiências e evidências que enriquecem a prática profissional. Sem o esforço e a generosidade de cada um(a), esta obra não seria possível.

Manifestamos nossa gratidão à Associação Brasileira de Psicologia da Saúde (ABPSA), que tem sido uma referência na promoção da psicologia em diferentes contextos. Agradecemos especialmente à atual diretoria da ABPSA, que, com empenho e dedicação, fortalece nossa área e incentiva produções científicas como esta.

Agradecemos ainda a todos(as) os(as) profissionais que, no dia a dia, constroem uma psicologia aplicada à saúde baseada no compromisso ético e científico, promovendo saúde integral e qualidade de vida. Por fim, um agradecimento especial aos(às) leitores(as), que dão sentido a este trabalho ao buscarem conhecimento e aperfeiçoamento profissional.

Editores

Ricardo Silva dos Santos Durães
Psicólogo pela Universidade Metodista de São Paulo (Umesp). Mestre e doutor em Psicologia da Saúde pela Umesp, com estágio sanduíche no Sunnybrook Health Sciences Centre, University of Toronto, Canadá. Especialista em Neuropsicologia e Saúde Mental pelo Instituto de Psiquiatria do Hospital das Clínicas da Faculdade de Medicina da Universidade de São Paulo (IPq-HCFMUSP). Docente do Programa de Pós-Graduação (PPG) em Psicologia da Saúde da Umesp e do PPG em Psicologia Social, do Trabalho e das Organizações da Universidade de Brasília (UnB).

Janari da Silva Pedroso
Psicólogo. Doutor pela Universidade Federal do Pará (UFPA). Docente da Faculdade de Psicologia e dos Programas de Pós-Graduação em Psicologia e em Teoria e Pesquisa do Comportamento da UFPA. Coordenador do Ambulatório de Ansiedade e Depressão da UFPA. Bolsista de produtividade do CNPq.

Autores

Adriana Leonidas de Oliveira
Psicóloga pela Universidade de Taubaté (Unitau). Mestre e doutora em Psicologia Clínica pela Pontifícia Universidade Católica de São Paulo (PUC-SP). Professora adjunta da Unitau, atuando no Departamento de Psicologia e no Programa de Pós-Graduação em Desenvolvimento Regional. Coordenadora dos cursos de especialização em Psicologia Hospitalar e da Saúde e em Psicologia e Psicoterapia Infantil da Unitau.

Aislan José de Oliveira
Psicólogo. Doutor em Psicologia da Saúde pela Universidade Metodista de São Paulo (Umesp). Mestre em Psicologia pela Universidade Tuiuti do Paraná (UTP). Especialista em Dependências Químicas, em Avaliação Psicológica e em Gestão por Métodos e Processos.

Amanda Rafaella Abreu Soares
Psicóloga pelo Centro Universitário Santo Agostinho (Teresina-PI). Especialista em Neuropsicologia pela Unichristus (Fortaleza-CE). Mestre em Ciências da Saúde pela Faculdade de Ciências Médicas da Santa Casa de São Paulo (FCMSCSP). Doutoranda em Neurociências e Comportamento pela Universidade de São Paulo (USP). Professora em cursos de ensino superior.

Ana Cristina Araújo do Nascimento
Psicóloga pela Universidade Federal Fluminense (UFF). Mestre em Saúde Mental pela Universidade Estadual de Campinas (Unicamp). Doutora

em Psicologia pela Pontifícia Universidade Católica de Campinas (PUC-Campinas). Professora aposentada do Departamento de Psicologia da Universidade de Taubaté (Unitau). Coordenadora adjunta do Curso de Especialização em Psicologia Hospitalar e da Saúde da Unitau (2018-2023).

Ana Cristina Garcia Dias

Psicóloga, professora titular e do Programa de Pós-Graduação em Psicologia da Universidade Federal do Rio Grande do Sul (UFRGS). Mestre em Psicologia pela UFRGS. Doutora em Psicologia Escolar e do Desenvolvimento Humano pela Universidade de São Paulo (USP). Pós-doutora em Psicologia pela UFRGS. Especialista em Terapia Cognitivo-Comportamental pela Wainer & Piccoloto. Bolsista 1C-CNPq.

Antonio de Pádua Serafim

Psicólogo pela Universidade Federal da Paraíba (UFPB). Mestre, doutor e livre-docente pela Universidade de São Paulo (USP). Professor de Avaliação Psicológica e Neuropsicológica e do Programa de Pós-Graduação em Neurociências e Comportamento no Instituto de Psicologia da Universidade de São Paulo (IP-USP). Supervisor do Programa de Psicologia e Psiquiatria Forense - NuFor do Instituto de Psiquiatria do Hospital das Clínicas da Faculdade de Medicina da Universidade de São Paulo (IPq-HCFMUSP). Membro do GT - 35 Pesquisa em Avaliação Psicológica da Associação Nacional de Pesquisa e Pós-Graduação em Psicologia (Anppep). Bolsista de produtividade do CNPq.

Beatriz Schmidt

Psicóloga. Mestre em Psicologia e Especialista em Saúde da Família pela Universidade Federal de Santa Catarina (UFSC). Doutora em Psicologia pela Universidade Federal do Rio Grande do Sul (UFRGS). Pós-doutora em Psicologia pela UFRGS e pela Ohio State University (OSU). Professora do Departamento de Psicologia da Universidade Federal de Ciências da Saúde de Porto Alegre (UFCSPA).

Camila Santos de Jesus

Psicóloga pela Faculdade Ruy Barbosa (Centro Universitário UniRuy). Especialista em Psicologia Hospitalar pelo Centro Universitário UniRuy. Aperfeiçoamento em Cuidados Paliativos pelo Instituto Paliar. Psicóloga no Hospital Aristides Maltez (HAM). Mestranda no Programa de Mestrado Profissional em Psicologia e Intervenções em Saúde na Escola Bahiana de Medicina e Saúde Pública (EBMSP). Bolsista da Fundação Maria Emília.

Carlyane da Silva Zolet
Graduanda em Psicologia pela Universidade Federal do Pará (UFPA). Bolsista de extensão no Ambulatório de Ansiedade e Depressão (AMBAD) do Hospital Universitário Bettina Ferro de Souza (HUBFS/UFPA).

Cíntia Maiara Santos Gaspar
Psicóloga pela Universidade de Taubaté (Unitau). Especialista em Abordagens Oncológicas na Área da Saúde pelo Centro Universitário São Camilo. Pós-graduanda em Neuropsicologia pela Faculdade Israelita de Ciências da Saúde Albert Einstein.

Claudia Cristina de Oliveira Camargo
Psicóloga pela Universidade Metodista de São Paulo (Umesp). Doutora em Psiquiatria pela Universidade de São Paulo (USP). Especialista em Dependência Química pela Universidade Federal de São Paulo (Unifesp). Terapeuta cognitivo-comportamental pelo Ambulatório de Ansiedade (Amban) do Instituto de Psiquiatria do Hospital das Clínicas da Faculdade de Medicina da Universidade de São Paulo (IPq-HCFMUSP). Terapeuta treinada em Dialectual Behavior Therapy Intensive Training (DBT) pelo Linehan Institute. Terapeuta de família e casal pelo Instituto de Terapias Cognitivo-Comportamentais e Neurociências (INTCC).

Cristiana Castanho de Almeida Rocca
Mestre e doutora em Ciências pela Faculdade de Medicina da Universidade de São Paulo (FMUSP). Especialista em Psicodrama pela Associação de Psicodrama e Sociodrama Revolução Creadora, em Terapia Cognitivo-Comportamental pelo Ambulatório de Ansiedade (Amban) do Instituto de Psiquiatria do Hospital das Clínicas da FMUSP (IPq-HCFMUSP) e em Psicologia Hospitalar em Avaliação Psicológica e Neuropsicológica pela USP. Psicóloga supervisora no Serviço de Psicologia e Neuropsicologia do IPq-HCFMUSP.

Daniel Lima Fonseca
Psicólogo pela Universidade da Amazônia (Unama). Mestrando pelo Programa de Pós-Graduação em Psicologia (PPGP) da Universidade Federal do Pará (UFPA). Especialista em Psicologia Hospitalar pela Universidade Norte do Paraná (Unopar). Aperfeiçoamento em Psicologia pelo Programa de Aperfeiçoamento para Profissionais em Saúde (Proaps) no Hospital Universitário Bettina Ferro de Souza (HUBFS/UFPA).

Darianne Lima da Silva
Psicóloga pela Universidade São Judas Tadeu (USJT). Especialista em Neuropsicologia pelo Serviço de Psicologia do Instituto de Psiquiatria do Hospital das Clínicas da Faculdade de Medicina da Universidade de São Paulo (IPq-HCFMUSP). Formação em Terapia Cognitivo-Comportamental pelo Centro de Estudos em Terapia Cognitivo-Comportamental (CETCC). Experiência nas áreas clínica e hospitalar, realizando acompanhamentos psicoterapêuticos e avaliações neuropsicológicas.

Deborah Hein Souza
Acadêmica de Psicologia pela Pontifícia Universidade Católica do Rio Grande do Sul (PUCRS). Auxiliar de pesquisa do Grupo de Pesquisa Avaliação e Intervenção no Ciclo Vital.

Edi Cristina Manfroi
Professora associada III da Universidade Federal da Bahia (UFBA) - campus Anísio Teixeira. Mestre e doutora em Psicologia pela Universidade Federal de Santa Catarina (UFSC). Pós-doutora em Psicologia: Cognição e Comportamento pela Universidade Federal de Minas Gerais (UFMG). Docente dos cursos de graduação em Psicologia e do mestrado profissional em Psicologia da Saúde (PPGPS-UFBA). Coordenadora do Núcleo de Estudos Especializado em Desenvolvimento Humano (NEEDH-UFBA).

Eduardo Espíndola Fontoura Junior
Enfermeiro pela Universidade Federal do Rio Grande (FURG). Mestre em Ciências da Saúde pela Universidade de Brasília (UnB) e doutor em Psicologia pela Universidade Católica Dom Bosco (UCDB). Doutorado sanduíche realizado na Universidade de Guadalajara (México). Professor convidado pela Universidade de Málaga (Espanha). Professor efetivo (TI) da Universidade Estadual de Mato Grosso do Sul (UEMS). Professor colaborador do mestrado profissional em Ensino em Saúde (PPGES) da UEMS.

Elaine Rabelo Neiva
Psicóloga pela Universidade de Brasília (UnB). Mestra e doutora em Psicologia Social, do Trabalho e das Organizações (PSTO-UnB), com estágio doutoral sanduíche pela Universidade Complutense de Madri (Espanha). Pós-doutora no Programa de Pós-Graduação em Psicologia Social e Organizacional da Columbia University em New York, Teacher's College, e no King's College,

London University. Docente do Programa de Pós-Graduação em Psicologia Social, do Trabalho e das Organizações (PPG-PSTO) da UnB. Vice-diretora do Instituto de Psicologia da UnB.

Emiliana Mc Mullan de Souza Moraes
Psicóloga pela Pontifícia Universidade Católica de São Paulo (PUC-SP). Especialista em Psicoterapia Clínica e Psicoprofilaxia em Medicina Fetal pela Universidade Federal de São Paulo (Unifesp).

Érica da Cruz Santos
Psicóloga clínica e hospitalar. Mestre em Ciências pela Universidade de São Paulo (USP). Supervisora no Serviço de Psicologia e Neuropsicologia e coordenadora do Programa de Aprimoramento em Neuropsicologia no Contexto Hospitalar do Instituto de Psiquiatria do Hospital das Clínicas da Faculdade de Medicina da Universidade de São Paulo (IPq-HCFMUSP).

Esly Rebeca Amaral Oliveira
Psicóloga pela Universidade Federal da Bahia – Instituto Multidisciplinar em Saúde/campus Anísio Teixeira (UFBA-IMS/CAT). Mestranda em Psicologia da Saúde no Programa de Pós-Graduação em Psicologia da Saúde na UFBA-IMS/CAT. Psicóloga clínica em terapias cognitivo-comportamentais.

Fabiana Saffi
Psicóloga pela Pontifícia Universidade Católica de São Paulo (PUC-SP). Doutora e mestra em Ciências pelo Instituto de Psiquiatria do Hospital das Clínicas da Faculdade de Medicina da Universidade de São Paulo (IPq-HCFMUSP). Especialista em Psicologia Jurídica pelo Conselho Federal de Psicologia (CFP) e em Avaliação Psicológica e Neuropsicológica pelo IPq-HCFMUSP. Diretora do Serviço de Psicologia e Neuropsicologia e coordenadora e psicóloga perita do Programa de Psiquiatria Forense e Psicologia Jurídica do IPq-HCFMUSP.

Fernanda Cirne Lima Weston
Bacharel em Enfermagem, especialista em Cuidados Paliativos e Terapia de Dor pela Pontifícia Universidade Católica de Minas Gerais (PUC Minas). Mestre em Psicologia pela Universidade Federal do Rio Grande do Sul (UFRGS). Doutoranda em Psicologia pela Pontifícia Universidade Católica do Rio Grande do Sul (PUCRS). Membro do Grupo de Pesquisa Avaliação e Intervenção no Ciclo Vital.

Fernando Faleiros de Oliveira
Psicólogo pela Universidade Católica Dom Bosco (UCDB), com licenciatura plena e formação. Mestre e doutor pela mesma instituição. Professor do Departamento de Psicologia e do mestrado profissional em Administração Pública (Profiap). Coordenador do Laboratório de Pesquisa em Psicologia, Organizações, Saúde, Trabalho e Educação (Laposte), na Universidade Federal Fluminense (UFF). Membro da Associação Brasileira de Psicologia da Saúde (ABPSA), da Sociedade Brasileira de Psicologia Organizacional e do Trabalho (SBPOT), da Red Iberoamericana de Psicología de las Organizaciones y del Trabajo (Ripot) e do Grupo de Trabalho Psicossociologia do Trabalho da Associação Nacional de Pesquisa e Pós-Graduação em Psicologia (Anppep).

Gardênia da Silva Abbad
Psicóloga pela Universidade de Brasília (UnB). Mestra e doutora em Psicologia Social, do Trabalho e das Organizações (PSTO) pela UnB. Professora titular no Departamento de Psicologia Social e do Trabalho (PST) e membro do corpo docente dos programas de pós-graduação PSTO e Administração - PPGA da UnB. Bolsista de produtividade em pesquisa do CNPq - nível 1A. Foi chefe e subchefe do Departamento de PST. Diretora do Instituto de Psicologia e Decana de Gestão de Pessoas da UnB.

Hilda Rosa Capelão Avoglia
Psicóloga. Doutora em Psicologia Escolar e do Desenvolvimento Humano pelo Instituto de Psicologia da Universidade de São Paulo (IP-USP). Mestre em Psicologia da Saúde pela Universidade Metodista de São Paulo (Umesp). Docente do Programa de Pós-Graduação em Psicologia da Universidade Católica de Santos (Unisantos). Coordena projetos de pesquisa e extensão em atendimento psicológico infantil e o Laboratório de Avaliação e Intervenção Psicológica e Neuropsicológica pela Unisantos.

Isabella Regina Gomes de Queiroz
Psicóloga clínica pela Universidade Federal da Bahia (UFBA). Licenciada em Psicologia pela UFBA. Mestra e doutora em Medicina e Saúde Humana pela Escola Bahiana de Medicina e Saúde Pública (EBMSP). Especialista em Saúde na Infância e em Psicopedagogia pelo Sedes Sapientiae/CETIS. Professora adjunta de graduação em Psicologia e do mestrado profissional em Psicologia e Intervenções em Saúde da EBMSP. Psicóloga do Serviço de Referência em Triagem Neonatal na Bahia.

Janari da Silva Pedroso
Psicólogo. Doutor pela Universidade Federal do Pará (UFPA). Docente da Faculdade de Psicologia e dos Programas de Pós-Graduação em Psicologia e em Teoria e Pesquisa do Comportamento da UFPA. Coordenador do Ambulatório de Ansiedade e Depressão da UFPA. Bolsista de produtividade do CNPq.

João Massuda Junior
Graduação e mestrado em Administração pela Universidade Federal de Mato Grosso do Sul (UFMS). Especialista em Administração da Informação como Inteligência Competitiva pela Universidade para o Desenvolvimento do Estado e da Região do Pantanal (Uniderp). Doutor em Psicologia pela Universidade Católica Dom Bosco (UCDB), com período sanduíche na University of South Australia. Professor no Instituto Federal de Educação, Ciência e Tecnologia de Mato Grosso do Sul. Membro do Grupo de Pesquisa Laboratório de Saúde Mental e Qualidade de Vida no Trabalho (LSMQVT/UCDB).

Laís Maria Cavalcante Vieira
Psicóloga pelo Centro Universitário de Brasília (Ceub). Mestranda em Neurociências e Comportamento pelo Instituto de Psicologia da Universidade de São Paulo (IP-USP). Especialista em Terapia Cognitivo-Comportamental pelo Instituto Cognitivo. Tem atuação profissional e acadêmica em Psicologia Clínica e Neuropsicologia Forense.

Letícia Macedo Gabarra
Psicóloga pela Universidade Estadual Paulista Júlio de Mesquita Filho (Unesp). Doutora e mestra em Psicologia pela Universidade Federal de Santa Catarina (UFSC). Especialista em Psicologia Hospitalar pela Unesp, em Saúde da Família pela UFSC e em Terapia Sistêmica pelo Instituto Familiare. Psicóloga responsável pela UTI Adulto e Serviço de Transplante Hepático do Hospital Universitário da UFSC. Colaboradora do mestrado profissionalizante multidisciplinar em Saúde da UFSC.

Ligia Momesso
Psicóloga. Especialista em Psicologia na Perinatalidade e na Parentalidade. Mestre em Psicologia, Desenvolvimento e Políticas Públicas. Atualmente atua como psicóloga clínica e forense.

Luiz Roberto Marquezi Ferro
Psicólogo pela Universidade Paulista (Unip). Mestre em Promoção de Saúde pela Universidade de Franca (Unifran). Doutor em Psicologia da Saúde pela Universidade Metodista de São Paulo (Umesp). Especialista em Saúde Mental e Atenção Psicossocial; Neuropsicologia; Psicologia Hospitalar; Psicologia Clínica Humanista, Fenomenológica e Existencial; Psicodiagnóstico Infantil e Psicopatologia; e em Técnicas de Psicoterapia Infantil na Clínica.

Manuel Morgado Rezende
Psicólogo pela Pontifícia Universidade Católica de São Paulo (PUC-SP). Mestre em Psicologia Clínica pela PUC-Campinas. Doutor em Saúde Mental pela Faculdade de Ciências Médicas da Universidade Estadual de Campinas (Unicamp). Pós-doutor em Psicologia da Saúde pela Universidade do Algarve (Portugal). Presidente fundador da Associação Brasileira de Psicologia da Saúde ABPSA (2006-2009). Grupoanalista e Psicoterapeuta (Sociedade Paulista de Psicoterapia - Analítica de Grupo). Professor aposentado da Universidade Metodista de São Paulo (Umesp) e da Universidade de Taubaté (Unitau).

Maria Aparecida Crepaldi
Psicóloga pela Universidade de São Paulo (USP). Mestre em Psicologia Clínica pela Pontifícia Universidade Católica do Rio de Janeiro (PUC-Rio). Doutora em Saúde Mental pela Faculdade de Ciências Médicas da Universidade Estadual de Campinas (Unicamp) e pela Universidade de Paris (Paris VI), França. Pós-doutora pela Universidade do Québec em Montréal (UQÀM) e pelo Hospital das Clínicas da Faculdade de Medicina de Ribeirão Preto (HCFMRP-USP). Professora titular aposentada do Departamento de Psicologia da Universidade Federal de Santa Catarina (UFSC). Docente formadora do Instituto Familiare.

Maria Cristina Gomes de Santana
Enfermeira pela Universidade Federal da Bahia (UFBA). Formação em Didática e Prática do Ensino Superior pela Escola Bahiana de Medicina e Saúde Pública (EBMSP). Especialista em Atenção Integral à Saúde com ênfase no PSF pela EBMSP. Mestre em Psicologia e Intervenção em Saúde pela EBMSP. Professora de Saúde da Mulher no curso de Medicina da EBMSP. Enfermeira técnica da Vigilância do Óbito Fetal Infantil, MIF e Materno no município de Salvador.

Miria Benincasa
Pesquisadora e orientadora dos Programas de Pós-Graduação em Psicologia, Desenvolvimento e Políticas Públicas da Universidade Católica de Santos (mestrado profissional) e do mestrado e doutorado em Psicologia da Saúde da Universidade Metodista de São Paulo (Umesp). Editora-chefe da revista *Mudanças - Psicologia da Saúde*. Líder do Grupo de Pesquisa do CNPq Humanização da Assistência à Gestação, Parto, Nascimento e Pós-Parto.

Mônica Ramos Daltro
Psicóloga pela Universidade Federal da Bahia (UFBA). Mestra e doutora em Medicina e Saúde Humana pela Escola Bahiana de Medicina e Saúde Pública (EBMSP). Pós-doutoranda em Psicologia pela Universidade de Évora (Portugal). Professora titular na EBMSP. Coordenadora do mestrado profissional em Psicologia e Intervenções em Saúde e docente do Programa de Medicina e Saúde Humana da EBMSP.

Patrícia Azevedo
Psicóloga clínica. Especialista e monitora do Programa de Neurofeedback no Serviço de Psicologia do Instituto de Psiquiatria do Hospital das Clínicas da Faculdade de Medicina da Universidade de São Paulo (IPq-HCFMUSP).

Renata Gonzalez Amaral
Médica pela Escola Bahiana de Medicina e Saúde Pública (EBMSP). Foi monitora e supervisora discente da Monitoria Saúde da Mulher I. Autora do trabalho "Sala de espera para as gestantes em ambiente virtual: um recurso metodológico do cuidar no pré-natal", apresentado no 59º Congresso Brasileiro de Educação Médica (Cobem). Médica generalista na UBS Marechal Rondon (BA).

Ricardo Silva dos Santos Durães
Psicólogo pela Universidade Metodista de São Paulo (Umesp). Mestre e doutor em Psicologia da Saúde pela Umesp, com estágio sanduíche no Sunnybrook Health Sciences Centre, University of Toronto, Canadá. Especialista em Neuropsicologia e Saúde Mental pelo Instituto de Psiquiatria do Hospital das Clínicas da Faculdade de Medicina da Universidade de São Paulo (IPq-HCFMUSP). Docente do Programa de Pós-Graduação (PPG) em Psicologia da Saúde da Umesp e do PPG em Psicologia Social, do Trabalho e das Organizações da Universidade de Brasília (UnB).

Suzane Bandeira de Magalhães
Psicóloga pela Universidade Federal da Bahia (UFBA). Especialista em Psicologia Hospitalar pelo Conselho Regional de Psicologia (CRP). Mestre em Família na Sociedade Contemporânea pela Universidade Católica do Salvador (UCSal). Doutora em Medicina e Saúde Humana pela Escola Bahiana de Medicina e Saúde Pública (EBMSP). Coordenadora do Serviço de Psicologia do Hospital Aristides Maltez. Professora adjunta da graduação em Psicologia e da pós-graduação (mestrado em Psicologia e Intervenções em Saúde) da EBMSP.

Thainá Cabañas Ferreira
Psicóloga. Mestranda em Neurociências e Comportamento pela Universidade de São Paulo (USP). Mestre em Psicologia do Comportamento Desviante pela Universidade do Porto, Portugal. Formação em Perícia Psicológica e Neuropsicológica pelo Programa de Psicologia e Psiquiatria Forense do Instituto de Psiquiatria do Hospital das Clínicas da Faculdade de Medicina da Universidade de São Paulo (NuFor - IPq-HCFMUSP). Capacitação em Psicologia Jurídica, Forense e Criminal pelo Instituto Persona.

Valentina Galvão Rodrigues Limeira
Psicóloga pela Universidade Federal da Bahia - Instituto Multidisciplinar em Saúde/campus Anísio Teixeira (UFBA-IMS/CAT). Aplicadora da Análise do Comportamento Aplicada (ABA) pelo CBI of Miami. Atuação clínica com ABA em crianças com transtornos do neurodesenvolvimento.

Sumário

Prefácio

É motivo de imensa satisfação atender ao pedido de amigos e colegas de profissão de toda uma vida para escrever o prefácio desta obra de tamanha envergadura, denominada *Psicologia em saúde: intervenções, protocolos e o cuidado na atuação*, editada por Ricardo Silva dos Santos Durães e Janari da Silva Pedroso.

Cabe lembrar que, em 1978, se iniciava o primeiro curso de mestrado em Psicologia com área de concentração em Psicologia da Saúde do Brasil, na Universidade Metodista de São Paulo, em São Bernardo do Campo (SP). Tive a honra de cursá-la já em sua segunda turma.

Trabalhei por longos anos na Universidade Estadual de Campinas (Unicamp), no Departamento de Psicologia Médica e Psiquiatria da Faculdade de Ciências Médicas, como docente pesquisadora, juntamente com a Profa. Sonia Grubits. Além disso, implantamos no Centro-Oeste do país, em Campo Grande (MS), o segundo curso de mestrado em Psicologia da Saúde na Universidade Católica Dom Bosco (UCDB), que hoje inclusive conta com doutorado. Hoje, a UCDB é minha casa de trabalho e tenho atuado nos cursos de mestrado, doutorado e pós-doutorado em Psicologia da Saúde há 48 anos – parece que foi ontem, posto que o desejo de contribuir para o avanço do conhecimento nesse campo continua forte!

Cabe ressaltar que a Psicologia da Saúde tem se consolidado como um campo de saberes e práticas indispensável à compreensão e ao cuidado das diversas condições de vulnerabilidade, adoecimento, sofrimento psíquico e social que atravessam o ser humano. Em um cenário marcado por desafios epidemiológicos, transformações sociais, desigualdades estruturais e pela complexidade dos sistemas de saúde, torna-se cada vez mais urgente ampliar o debate qualificado sobre práticas psicológicas fundamentadas em conhecimento científico consistente, que dialoguem com as necessidades concretas da população e com as especificidades dos contextos clínicos e institucionais.

A elaboração desta obra preenche um vazio ainda existente na literatura nacional no que se refere à sistematização de experiências e protocolos de atuação da Psicologia em diferentes níveis de atenção à saúde. Embora o campo da Psicologia da Saúde esteja em constante expansão, especialmente nas últimas décadas, ainda há escassez de publicações que articulem intervenções psicológicas atualizadas, de forma acessível e didática, integrando conhecimentos técnico-científicos com as práticas cotidianas nos serviços de saúde.

A obra ora apresentada tem o propósito de oferecer subsídios teóricos e práticos a psicólogos(as), profissionais da saúde e estudantes que atuam em diferentes realidades – da atenção primária à alta complexidade hospitalar, passando por ambulatórios especializados, programas de reabilitação e iniciativas inovadoras de cuidado integral.

Dividida em duas grandes seções, contempla intervenções psicológicas aplicadas a distintas áreas. A primeira seção, Intervenções em Diferentes Contextos Clínicos, apresenta protocolos e estratégias terapêuticas voltadas a especialidades como oncologia pediátrica, terapia intensiva, amputações, dependência química, ansiedade e transtornos do neurodesenvolvimento, bem como técnicas de reabilitação cognitiva. A segunda seção, Cuidado Integral em Saúde: Prevenção, Promoção e Humanização, amplia o olhar para uma melhor compreensão das dimensões coletivas e sociais do cuidado, abordando temas como saúde mental de profissionais da Atenção Básica, práticas de cuidado à população negra, saúde da mulher, tecnologias de cuidado no puerpério e os impactos da hiperconectividade sobre o bem-estar psicológico.

Muitos dos temas tratados são inovadores e contemporâneos, e faz-se necessário melhor compreendê-los, proporcionando acesso ao conhecimento dos campos aos quais se dedicam.

Todos os capítulos foram escritos com rigor científico e em linguagem técnica, porém clara e objetiva. Ao reunir conhecimento técnico-científico, práticas e reflexões críticas, esta obra busca não apenas fortalecer a formação e atuação de profissionais, mas também contribuir para uma Psicologia em Saúde ética, inclusiva, transformadora e centrada na promoção da saúde integral.

Espera-se que este livro inspire novas práticas, pesquisas e diálogos, contribuindo para o avanço da Psicologia da Saúde no Brasil e para o aprimoramento dos serviços oferecidos à população.

Liliana Andolpho Magalhães Guimarães

Psicóloga, mestre em Psicologia da Saúde pela Universidade Metodista de São Paulo (Umesp). Doutorado e pós-doutorado em Saúde Mental pela Universidade Estadual de Campinas (Unicamp). Pós-doutorado em Medicina do Estresse pelo Instituto Karolinska (Estocolmo, Suécia). Docente do Programa de Pós-Graduação *Stricto Sensu* em Psicologia da Universidade Católica Dom Bosco (PPGPSI/UCDB), Campo Grande (MS).

Apresentação

A psicologia tem desempenhado um papel cada vez mais relevante na promoção da saúde, na prevenção de adoecimentos e na reabilitação de pessoas em diferentes contextos. *Psicologia em saúde: intervenções, protocolos e o cuidado na atuação* surge como uma obra fundamental para compreender os desafios e as possibilidades da atuação psicológica em diversos cenários clínicos e institucionais.

Este livro reúne contribuições de especialistas que discutem intervenções baseadas em evidências, protocolos clínicos e abordagens inovadoras na psicologia da saúde. Dividida em duas grandes seções, a obra contempla desde a atuação em contextos hospitalares e ambulatoriais até a integração da psicologia com outras áreas da saúde, abordando temas como reabilitação neuropsicológica, saúde mental, práticas preventivas e promoção do bem-estar integral.

A primeira seção, "Intervenções em diferentes contextos clínicos", apresenta protocolos de atuação e estratégias psicológicas em diversas especialidades da saúde, como oncologia pediátrica, terapia intensiva oncológica e apoio a pacientes submetidos à amputação. Além disso, discute abordagens terapêuticas inovadoras, como o uso de metáforas na terapia cognitivo-comportamental para a dependência química e intervenções baseadas no modelo transteórico para a ansiedade. O capítulo sobre intervenções neuropsicológicas em crianças e adolescentes com transtornos do neurodesenvolvimento destaca estratégias específicas de suporte, enquanto outro capítulo explora protocolos de avaliação neuropsicológica aplicados a programas de reabilitação cognitiva. A seção traz ainda uma análise sobre o uso do *neurofeedback* para controle de sintomas de ansiedade, ampliando o escopo de abordagens terapêuticas no campo da psicologia em saúde.

A segunda seção, "Cuidado integral em saúde: prevenção, promoção e humanização", discute temas essenciais para a prática psicológica na interface com políticas de saúde e assistência social. Aborda a integração do trabalho em equipe na saúde, com destaque para o papel do psicólogo organizacional, e apresenta dados sobre saúde mental e capacidade laboral de profissionais da Atenção Básica durante a pandemia de Covid-19. Além disso, a obra se aprofunda na prática de cuidado em saúde mental de pessoas negras, considerando as implicações do racismo estrutural. Outros capítulos exploram a humanização do cuidado à saúde da mulher diante da perda perinatal e analisam a efetividade do pré-natal integral *online* como tecnologia social para o suporte psicológico no puerpério. Por fim, a obra discute os desafios da hiperconectividade para a saúde mental e a importância da interação presencial na manutenção do bem-estar psicológico.

Ao reunir estudos e protocolos de intervenção, este livro se torna um guia indispensável para psicólogos(as), pesquisadores(as) e profissionais da saúde que buscam aprofundar seus conhecimentos e qualificar sua prática. Esperamos que esta obra contribua para o avanço da psicologia em saúde e para o aprimoramento dos serviços oferecidos à população.

Ricardo Silva dos Santos Durães
Janari da Silva Pedroso

SEÇÃO I

Intervenções em diferentes contextos clínicos

1

Protocolo de atuação do psicólogo hospitalar em oncologia pediátrica

Cíntia Maiara Santos Gaspar
Adriana Leonidas de Oliveira
Ana Cristina Araújo do Nascimento

RESUMO

O capítulo aborda a atuação do psicólogo hospitalar na oncologia pediátrica, destacando o impacto emocional do câncer infantil sobre os pacientes e suas famílias. O texto enfatiza o papel do psicólogo como facilitador do enfrentamento à doença, oferecendo suporte emocional e estratégias de adaptação ao longo do tratamento. A pesquisa apresentada inclui entrevistas com psicólogos que atuam na área, identificando desafios como o estigma da doença, a resistência ao tratamento e o luto antecipatório. O texto também destaca a importância da abordagem multiprofissional e a necessidade de comunicação eficaz entre equipe, família e paciente. Como contribuição prática, o capítulo apresenta um protocolo de atuação psicológica em oncologia pediátrica, que orienta intervenções desde o diagnóstico até os cuidados paliativos. O protocolo enfatiza a psicoeducação, o uso de atividades lúdicas e estratégias para melhorar a adesão ao tratamento, reforçando o papel essencial do psicólogo no contexto hospitalar.

INTRODUÇÃO

O câncer infantil é um evento impactante tanto para a criança quanto para seus responsáveis e familiares, em virtude das mudanças na rotina de vida e sofrimentos, de ordem física e psíquica, causados pelo tratamento.[1]

Nessa perspectiva, o recebimento da notícia do diagnóstico de câncer tende a ser devastador, pois é comum que esteja associado à proximidade da morte, enfatizando o estigma social que a doença carrega na sociedade. Dessa forma, a comunicação do diagnóstico suscita a interrupção de sonhos e expectativas, rompendo a lógica natural da vida, trazendo uma realidade de sofrimento. Além disso, no momento do diagnóstico e durante todo o tratamento, torna-se importante que o paciente e seus familiares recebam um olhar cuidadoso, pois a reação da criança diante da doença depende também da forma como os pais ou responsáveis enfrentam a situação. Reforça-se, assim, o papel da equipe de multiprofissional de saúde, em especial a atuação do psicólogo, como facilitador de um atendimento global e suporte emocional ao paciente, bem como à família e à própria equipe de saúde.[1,2]

Nessa perspectiva, o presente capítulo apresenta resultados de uma pesquisa direcionada a compreender as vivências e práticas do psicólogo hospitalar em oncologia pediátrica, bem como apresentar um protocolo de atuação voltado aos psicólogos que atuam nessa especialidade.

CÂNCER INFANTIL

O câncer é o nome dado para um conjunto de mais de cem doenças que possuem um crescimento desordenado de células, podendo ou não invadir outros órgãos e tecidos. O processo natural seria as células se multiplicarem por meio de um processo contínuo e, após a multiplicação, morrerem de maneiras ordenadas, porém não é sempre que ocorre. Em vez de passarem pelo processo de multiplicação e morte, as células cancerosas continuam crescendo incontrolavelmente, rápidas e de formas agressivas, podendo invadir tecidos e órgãos. Os possíveis e principais tratamentos do câncer se dão a partir de cirurgias, radioterapia e quimioterapia. É durante o tratamento que se concentra o maior sofrimento por parte do paciente e dos que o acompanham, por sintomas como dor, falta de apetite, náuseas e vômitos, depressão e edemas, entre outros, acarretando sintomas físicos e emocionais que podem levar o paciente a não aderir corretamente ao tratamento e até mesmo a recusá-lo.[3]

O tratamento do câncer divide-se nas seguintes fases: seguimento (acompanhamento médico com exames periódicos por determinado período), remissão (sinais e sintomas da neoplasia maligna estão reduzidos ou ausentes) e cura (remissão completa de sinais e sintomas por um período de cinco anos ou mais). Quando o tratamento alcança a remissão, o paciente vivencia momentos de alívio e se torna mais apto a retomar sua rotina de vida. Porém, a remissão não significa cura, mas sim que a doença não está ativa durante um determinado momento.[3]

No entanto, apesar das estatísticas positivas, o tratamento do câncer pode não evoluir como o esperado, ocorrendo então a recidiva. Tal ocorrência intensifica o desgaste emocional produzido pela doença, sendo mencionado por Caires et al.[4] como um momento que produz mais sofrimento que o ocorrido na apresentação do diagnóstico, visto que o paciente e sua família já haviam sido abastecidos de esperanças de cura e retomado sua rotina habitual.

Desse modo, quando se recebe tal diagnóstico, o funcionamento pessoal e familiar é drasticamente afetado, pois tende a gerar, no paciente e na família, a expectativa negativa de longos tratamentos, dor, isolamento social e morte.[5] Por isso, se faz necessária a presença de diversos profissionais, compondo uma equipe interdisciplinar que focará no cuidado físico, social e emocional do paciente e seus familiares.[3]

No que se refere ao câncer infantil, Del Pino et al.[6] enfatizam que o tratamento traz muito sofrimento para as crianças em virtude dos procedimentos invasivos dolorosos, dos diversos efeitos colaterais e da hospitalização. Além disso, o paciente infantil dependerá exclusivamente de cuidados de outras pessoas, portanto, terá de lidar com a perda de sua independência e mudanças drástica em sua rotina. Nesse sentido, Cardoso[7] enfatiza que os pais serão peças fundamentais para saber como a criança irá encarar o tratamento, pois são eles serão referência em transmitir os sentimentos provocados pelo tratamento.

Por todo o exposto, constata-se que a criança e a família precisam se adaptar à nova configuração de vida imposta pelo câncer. No entanto, cabe ressaltar que, para favorecer o equilíbrio emocional do paciente e da sua família, é preciso o auxílio de uma equipe de saúde preparada para oferecer suporte em vários momentos do tratamento, de forma a favorecerem enfrentamento, aderência, conforto e segurança para a criança.

ATUAÇÃO DO PSICÓLOGO HOSPITALAR EM ONCOLOGIA PEDIÁTRICA

De acordo com o Conselho Federal de Psicologia,[8] o psicólogo hospitalar tem sua função centrada nos âmbitos secundário e terciário de atenção à saúde, participando ativamente em atendimentos psicoterapêuticos, ambulatórios, grupos psicoterapêuticos, unidades de terapia intensiva, pronto atendimento, enfermarias em geral, psicomotricidade dentro do contexto hospitalar, consultorias e avaliação diagnóstica. Por sua vez, a inserção do profissional de psicologia no tratamento de enfermidades oncológicas é relativamente recente, se comparado à história percorrida pelo campo da Psicologia, ainda que sua influência remeta fortemente ao modelo biopsicossocial mais presente na medicina contemporânea. As primeiras demandas por psicólogos nesse campo surgiram das dificuldades enfrentadas por médicos e demais profissionais da área na informação da notícia do diagnóstico de câncer a familiares e pacientes. Além disso, o surgimento de novas pesquisas sobre as relações entre os sistemas psicológicos e fisiológicos levaram esses profissionais a incluírem o atendimento psicológico no processo de tratamento da doença. Na atualidade, especialistas em psico-oncologia compõem a equipe multiprofissional, tendo seu trabalho direcionado à complexidade das demandas emergentes relacionadas ao câncer.

Conforme mencionado anteriormente, pacientes diagnosticados com câncer tendem a apresentar sofrimento físico e psicológico em decorrência dos efeitos da doença. De acordo com Brateibach et al.,[9] o tratamento envolve inevitáveis estressores, que tendem a gerar maiores inseguranças por parte do paciente e da estrutura familiar que o circunda. O acompanhamento psicológico se faz indispensável nesse processo, podendo oferecer suporte emocional, estratégias de enfrentamento, indicadores de qualidade de vida à equipe multidisciplinar e inúmeras outras formas que podem ser adequadas de acordo com o caso.

Gurgel e Lage[1] discorrem que a presença do psicólogo se faz necessária desde a entrada no hospital, visto que a rapidez em iniciar as intervenções favorecerá que o paciente e a família tenham maiores compreensão e comprometimento em relação à doença. O acompanhamento psicológico se faz indispensável durante todo o processo de tratamento, podendo oferecer suporte emocional, estratégias de enfrentamento, indicadores de qualidade de vida e outros benefícios.[10,11] Para isso, o psicólogo deve ter um olhar compreensivo em torno do adoecimento do paciente, levando em consideração as dimensões biológicas, psicológicas e culturais do câncer que se manifestam não apenas no paciente, mas também na família, nos cuidadores e na própria equipe de profissionais.

Levantamento realizado por Araujo[10] identificou ainda que, durante a fase de recuperação, as dificuldades enfrentadas pelas crianças em relação à doença eram poucas ou mais brandas; entretanto, os pais apresentaram altos níveis de estresse e preocupação quanto à qualidade de vida dos filhos, especialmente pautadas no medo da reincidência do câncer. Verificou-se, ainda, a existência de certos comportamentos discriminativos em ambientes escolares por parte de colegas de classe e professores de alunos com histórico da doença, aos quais diversas vezes acabavam por atribuir dificuldades de aprendizado a possíveis sequelas físicas. Verificam-se, dessa maneira, possíveis intervenções do profissional em ambientes externos ao hospital, mas que representam extensões da existência do indivíduo em sua totalidade.

A partir de bibliografia coletada em base de dados como BVS Brasil, SciELO, Periódicos Capes e IndexPsi, identificaram-se demandas que os psicólogos confrontam ao atuar em pediatria oncológica. Entre as questões identificadas, encontram-se as seguintes: presença de estressores psicossociais nas atividades laborais favorecedores de *burnous*; atuação do psicólogo em cuidados paliativos e preparação para terminalidade; intervenções ao receber o diagnóstico; atuação na alta hospitalar; intervenções em casos de recidiva e atuação na prevenção envolvendo a educação em saúde; intervenções direcionadas à família em função das preocupações parentais em relação ao diagnóstico e tratamento dos filhos.[1,4,11,12]

No que se refere ao atendimento psicológico de crianças com câncer, a literatura menciona que a utilização de recursos lúdicos no ambiente hospitalar favorece a estimulação das funções cognitivas e motoras, bem como a expressão de sentimentos e emoções produzidos pelas exigências do tratamento e a melhoria da qualidade de vida da criança hospitalizada.[13]

Consequentemente, as demandas mencionadas tendem a influenciar diretamente o trabalho do psicólogo e, não raro, exigem desse profissional a adaptação e/ou organização de modelos de intervenção mais adequados às particularidades das questões com as quais é confrontado ao longo do processo de tratamento. Nesse sentido, a utilização de protocolos de atendimento mostra-se um recurso útil, que possibilita ao psicólogo obter orientações operativas direcionadas à melhor organização dos objetivos de suas intervenções.[14]

Segundo Ramos e Peres,[14] a confecção de um protocolo se fundamenta na experiência profissional do psicólogo e nas informações obtidas a partir da pesquisa de fontes bibliográficas científicas, relacionadas ao seu tema de interesse. Além desses aspectos, salienta-se a importância de o protocolo ser adequado às características do setor e da instituição em que o profissional atua.

Os mesmos autores ressaltam que, além de possibilitar ao psicólogo maior clareza de suas atribuições, o emprego de protocolos ainda favorece o reconhecimento, pela equipe de saúde, do trabalho realizado por ele, por se fundamentar em ações claras e sistematizadas pela sua prática e pela literatura científica.

Por conseguinte, o protocolo de atendimento psicológico em oncologia pediátrica apresentado neste capítulo se fundamenta na bibliografia científica apresentada, nos resultados da pesquisa científica mencionada no próximo tópico e na experiência docente e prática dos autores.

MÉTODO

A pesquisa que originou o capítulo caracterizou-se como exploratória, qualitativa e de campo. Como instrumento de coleta de dados, utilizou entrevistas semidirigidas, analisadas a partir da técnica de análise de conteúdo. A pesquisa foi aprovada pelo Comitê de Ética e Pesquisa da Universidade de Taubaté (CAAE: 24513019.7.0000.5501).

Foram entrevistados três profissionais que atuavam na psicologia hospitalar, todos com mais de dois anos de experiência em oncologia pediátrica, sendo eles: psicóloga 1 (P1), sexo feminino, com residência em Oncologia Pediátrica, atua há dois anos e meio na área e atualmente trabalha em um hospital de grande porte de rede pública; psicóloga 2 (P2), sexo feminino, com residência multiprofissional e especialista em Cuidados Paliativos (CP) e Oncologia Pediátrica, possui seis anos de formação, atua há cinco anos na área hospitalar e atualmente trabalha em um hospital de grande porte de rede pública; psicólogo 3 (P3), sexo masculino, com residência multiprofissional em Oncologia Pediátrica, sete anos de formação e atualmente trabalha em um hospital de grande porte de rede pública.

RESULTADOS E DISCUSSÃO

A partir da análise das entrevistas realizadas com os profissionais, foram construídas cinco categorias: Principais dificuldades ao trabalhar com crianças com câncer e suas famílias; Importância do suporte psicológico para pacientes infantis com câncer e suas famílias; Técnicas que utiliza para ajudar as crianças a lidarem com a doença e seus efeitos colaterais; Trabalho em equipe multiprofissional; Luto antecipatório com a criança e a família.

Como pode ser observado no Quadro 1, os três profissionais entrevistados apresentaram uma série de dificuldades que enfrentam ao trabalhar com a criança com câncer e suas famílias. Entretanto, dentre as mencionadas, ressaltam-se algumas dificuldades em especial. A primeira delas é o estigma da doença, mencionada pela psicóloga 1 em sua entrevista: "Em relação à família, foi devido ao estigma da doença; muitas famílias chegam certas de que irão perder os seus filhos".

O estigma do câncer é algo que traz grande impacto dentro do ciclo familiar. Segundo Farinhas et al.,[5] o estigma social é associado a morte, dor, sofrimento e medo. Contudo, compreende-se que influencia o surgimento das demais dificuldades informadas pelos psicólogos.

QUADRO 1 Principais dificuldades ao trabalhar com crianças com câncer e suas famílias

Participantes	Elementos centrais
P1	Procedimentos invasivos; resistências; estigma da doença; mudança da imagem
P2	Finitude da criança e do adolescente; aceitação por parte da família; lidar com a morte; novo ciclo da vida
P3	Dificuldade de compreensão do tratamento e doença; falta de conhecimento e compreensão do que faz um profissional de Psicologia

Fonte: dados da pesquisa de campo.

Ao levar em consideração a drástica modificação que a doença provoca no curso de vida natural da criança, o foco das intervenções também precisa se voltar para a família, como informa o psicólogo 2. Um importante facilitador para a aceitação da doença seria fortificar a religiosidade.[5] Outra dificuldade a destacar é a mencionada pelo psicólogo 3: a falta de compreensão do que faz o psicólogo, necessitando exercer a comunicação ativa para que se entenda que o psicólogo atua em diversas vertentes, todas voltadas para um maior conforto da família e da pessoa assistida, como processos de acolhimento, acompanhamento, avaliação, comunicação, culturais, educativos, formativos etc.[8]

No Quadro 2, observam-se vários aspectos identificados pelos psicólogos como importantes. Dentre esses aspectos, ressaltam-se os trazidos pelas psicólogas 1 e 2: escuta qualificada (P1); escuta ativa e compassiva (P2); olhar diferenciado (P2). Segundo Farinhas et al.,[5] o psicólogo estará atento, com um olhar voltado não só para o paciente, mas também para as questões familiares, e ajudará com estratégias de enfrentamento.

Sobre as demais informações trazidas, vale ressaltar que existem casos em que o profissional da área da Psicologia ajudará a manter as notícias mais acessíveis para a família, como um intermediador da relação família-equipe, suporte emocional qualificado, apoio psicológico e intervenções clínicas breves, dentre outras funções. Portanto, a psicologia também facilitará a compreensão do tratamento e da doença.[6]

O psicólogo 3 discorre sobre a importância do suporte psicológico para as ações preventivas, que se encaixa perfeitamente no processo psicoterápico que auxiliará no processo de luto e incentivará novos métodos preventivos para o processo de enfrentamento.[2]

QUADRO 2 Importância do suporte psicológico para pacientes infantis com câncer e suas famílias

Participantes	Elementos centrais
P1	Angústia; escuta qualificada; manejo dos medos e ansiedades; mediação da comunicação
P2	Sensibilidade; escuta ativa e compassiva; imprevisibilidade do tratamento; enfrentamento; sofrimento causado pelo excesso de procedimentos; olhar diferenciado
P3	Padrões psicossociais; ações preventivas; adoecimento mental; tratamento e prevenção de sequelas psicológicas; autoindicação baseada em evidência

Fonte: dados da pesquisa de campo.

As intervenções mencionadas no Quadro 3 são consideradas pelos psicólogos como as mais relevantes para sua atuação com a criança. O P1 menciona principalmente o posicionamento do paciente em relação ao diagnóstico e tratamento, o respeito ao posicionamento da criança e a construção de recursos de enfrentamento; o P2 menciona o enfrentamento de fobias e medos e o P3 ressalta a importância do preparo psicológico sobre o que está por vir, a partir da psicoeducação.

QUADRO 3 Intervenções que utiliza para ajudar as crianças a lidarem com a doença e seus efeitos colaterais

Participantes	Elementos centrais
P1	Posicionar o paciente em relação ao diagnóstico e tratamento; tirar o paciente de um lugar passivo; respeitar o posicionamento da criança; auxiliar a construir recursos de enfrentamento; trabalhar o propósito do tratamento; trabalhar a perspectiva de futuro
P2	Terapia cognitivo-comportamental; enfrentamento de fobias e medos; validação de crenças; trabalho sobre a interpretação distorcida; utilização da logoterapia para a busca de sentido
P3	Psicoeducação; preparo psicológico sobre o que está por vir; técnicas de relaxamento e distração; foco no presente; técnicas de resolução de problemas; utilização de validação emocional, reestruturação cognitiva, ludoterapia e análise funcional do comportamento

Fonte: dados da pesquisa de campo.

Levando em consideração os pontos destacados, o psicólogo exerce um papel fundamental para: a compreensão do diagnóstico e prognóstico de tratamento; a reflexão sobre as consequências do tratamento na vida atual; a participação ativa no processo; a reorganização de sua vida diante de sua nova condição.[8] Entende-se, portanto, que a psicoterapia ajuda no enfrentamento de eventos estressantes, como a terapêutica farmacológica agressiva e seus efeitos colaterais.[8]

Das informações trazidas pelos profissionais no Quadro 4, vale-se destacar que há semelhança na fala dos três, como questões acerca da mediação e facilitação da comunicação entre equipe, família e paciente (P1), da comunicação com a equipe (P2) e da comunicação entre equipe e paciente (P3).

O trabalho do psicólogo também se insere como mediador da comunicação entre os interesses de cada paciente, familiar e equipe. Além disso, dialoga com os demais membros da equipe colaborando com os profissionais, sempre voltando o olhar para a cura e recuperação ou estabilização do paciente assistido,[8] informação trazida também pelos profissionais P2 e P3. Com isso, evidencia-se a importância do trabalho multiprofissional para dar assistência sobre os sintomas de forma ampla e afetiva.[15]

Os psicólogos mencionam uma temática adicional que para eles se mostra relevante no trabalho com a criança com câncer e sua família: o luto antecipatório. Os profissionais discorrem que esse luto é vivenciado a partir de alguns aspectos: P1 destaca o medo associado à perda, o estigma do câncer e o rompimento do ciclo vital; P2 destaca a terminalidade; P3 destaca as crenças.

Além disso, observa-se que os psicólogos identificam as ações para que o psicólogo consiga ajudar efetivamente o paciente e sua família a lidarem

QUADRO 4 Trabalho em equipe multiprofissional

Participantes	Elementos centrais
P1	Mediação e facilitação da comunicação entre equipe, família e paciente; auxílio à equipe para não deixar o paciente em uma situação passiva no tratamento
P2	Comunicação com a equipe; intermediações para benefício do paciente
P3	Colaboração com a equipe médica; participação efetiva em dar más notícias; avaliação das necessidades psicossociais dos pacientes e equipe médica; preparo para procedimentos; comunicação entre equipe e paciente

Fonte: dados da pesquisa de campo.

QUADRO 5 Luto antecipatório com a criança e a família

Participantes	Elementos centrais
P1	Os pais e equipe não estão preparados; medo associado à perda; estigma do câncer; suporte e escuta; acolhimento diferenciado para a família; filtragem de informações para o paciente; rompimento do ciclo vital; recursos de enfrentamento
P2	Enfrentamento de perdas antes mesmo do diagnóstico; fortalecimento da resiliência; terminalidade; trabalho em conjunto com a família; reforço da esperança; reconhecimento de limites
P3	Pensamentos associados à morte; crenças; lembranças de momentos felizes, difíceis e tristes; validação e psicoeducação; cartilhas sobre luto; esperança; fortalecimento da relação terapêutica por meio da empatia; não negar a esperança da família

Fonte: dados da pesquisa de campo.

com o luto antecipatório, destacando-se: suporte e escuta, acolhimento diferenciado para a família, filtrar informações para o paciente e recursos de enfrentamento (P1); fortalecimento da resiliência, trabalho em conjunto com a família, reforçar a esperança e reconhecer os limites (P2); relembrar momentos felizes, difíceis e tristes, validação e psicoeducação, cartilhas sobre luto, fortalecer a relação terapêutica por meio da empatia e não negar a esperança da família (P3).

A(o) psicóloga(o) apresentará um olhar além do rótulo e ajudará o paciente e familiares com o enfrentamento.[8] Além disso, fortificará a esperança, permitindo que os pacientes construam uma perspectiva de futuro e consigam desenvolver o senso de continuidade. Assim, é de grande valia a manutenção dessa esperança tanto do paciente quanto da família, pois o luto antecipatório é vivenciado desde o diagnóstico, pelo fato de a doença ser associada à morte e à perspectiva de um processo doloroso e longo.[15]

Assim, com base nos resultados da pesquisa apresentados, na revisão de literatura que a fundamenta e na experiência profissional dos autores, apresentamos a seguir um protocolo de atuação psicológica em oncologia pediátrica. Tal protocolo aborda aspectos relativos aos principais objetivos das intervenções em cada etapa do processo de tratamento, de forma a auxiliar o psicólogo a planejar suas ações. A criação de um protocolo oferece um caminho prático para nortear e qualificar o trabalho dos psicólogos, consolidando seu papel fundamental no contexto hospitalar.

PROTOCOLO: INTERVENÇÕES PSICOLÓGICAS EM ONCOLOGIA PEDIÁTRICA

Em relação aos instrumentos

Os instrumentos utilizados nas intervenções ficarão a critério do profissional, segundo as necessidades do atendimento realizado. Os mais frequentes são entrevistas, testes, escalas, formulários e atividades lúdicas.

No caso da utilização de instrumentos padronizados para mensuração dos constructos (testes, escalas e questionários), o profissional deverá ponderar se tais instrumentos são realmente necessários ou se, ao contrário, poderão contribuir para reforçar fantasias persecutórias de gravidade da doença.

Em relação às entrevistas psicológicas, estas se mostram imprescindíveis e podem ser realizadas com a criança, com os pais/responsáveis (juntos e/ou separadamente) ou com a equipe de saúde, quando necessário.

O número de entrevistas deve ser decidido pelo psicólogo de acordo com os seguintes aspectos: condições de saúde da criança; alcance dos objetivos propostos pela intervenção; características do setor hospitalar; disponibilidade dos pais/responsáveis e da equipe de saúde.

As atividades lúdicas também se apresentam como um recurso de importância nas intervenções realizadas com a criança, haja vista favorecer a identificação e o manejo do impacto psicológico provocado pelo tratamento. O material lúdico utilizado será selecionado de acordo com as condições físicas da criança, as orientações de assepsia estabelecidas pela equipe de saúde, a idade de desenvolvimento infantil e o local em que a atividade será aplicada. Materiais sugeridos: desenho livre e temático, materiais gráficos diversos, livros de histórias, colagens, fantoches, bonecos diversos, carrinhos, animais emborrachados (selvagens e domésticos), jogos de tabuleiro, quebra-cabeças, materiais hospitalares (luvas cirúrgicas, gaze, esparadrapo) etc.

Em relação aos conteúdos e objetivos das intervenções

As intervenções sugeridas neste protocolo foram estabelecidas de acordo com as particularidades dos diferentes momentos do tratamento da criança. Portanto, os principais conteúdos a serem abordados nas ações do psicólogo são mencionados a seguir.

No momento da comunicação do diagnóstico e início do tratamento

- Obter informações gerais sobre a criança e sua família: vida escolar, relacionamento familiar, características socioeconômicas etc.
- Avaliar o impacto do diagnóstico para a criança e os pais/responsáveis (identificar sentimentos, emoções, humor, ansiedades, crenças, expectativas e fantasias).
- Identificar estratégias de enfrentamento da criança e dos responsáveis/família diante do diagnóstico do câncer.
- Reforçar informações sobre o diagnóstico e tratamento do câncer a partir da psicoeducação (as informações apresentadas na psicoeducação, relacionadas a aspectos clínicos do diagnóstico e tratamento a ser realizado, precisam ser discutidas previamente com a equipe médica para sua devida validação).
- Sanar dúvidas dos pais/responsáveis sobre o diagnóstico e tratamento e, quando necessário, complementar informações pertinentes, a partir da mediação entre a equipe médica e a família.
- Oferecer continuidade do acompanhamento psicológico à família e à criança, ao longo de todo o processo de tratamento.

Durante a evolução do tratamento

As intervenções realizadas nesse momento estão relacionadas à continuidade do tratamento. A periodicidade e o momento em que as consultas psicológicas ocorrerão ficarão a critério do psicólogo, levando-se em consideração as características do paciente, a disponibilidade dos pais/responsáveis, o alcance dos objetivos propostos pela intervenção, as demandas apresentadas pela equipe de saúde e as características da instituição hospitalar.

Abordamos questões, mencionadas nas referências, que se mostram relevantes para serem abordadas pelos psicólogos em suas intervenções.

A. **Intervenções direcionadas à criança e seus pais/responsáveis, nas etapas do tratamento posteriores ao diagnóstico:**
   - Avaliar reações emocionais da criança e seus responsáveis: medos, ansiedades, humor, fantasias, sentimentos, crenças e estigma da doença etc.
   - Identificar mecanismos e estratégias de enfrentamento à doença, utilizados pela criança e pela família. Avaliar a adequação ou desadaptação desses mecanismos para lidar com as exigências e repercussões do tratamento. Discutir a importância de desenvolver estratégias de enfrentamento mais eficazes e adaptadas para a resolução das dificuldades originadas pela doença.

- Mediar comunicação entre a criança, a família e a equipe de saúde em relação a dúvidas, propósito dos procedimentos (principalmente os invasivos) e posicionamento da família sobre as decisões da equipe.
- Preparação para procedimentos invasivos: dar suporte para a criança e os responsáveis, abordando medos, fantasias e formas de enfrentar os procedimentos.
- Participar em conjunto com a equipe da comunicação de más notícias, utilizando-se de recursos e protocolos voltados a tal finalidade.
- Dar voz e suporte à criança e a família para evitar que assumam uma posição passiva.
- Durante períodos de internação, realizar visitas periódicas para acompanhamento e suporte à criança e à família.

B. **Reunião multiprofissional com a equipe de saúde ou, caso não seja possível, devolutivas individuais com os profissionais:**
- Coletar demandas apresentadas pela equipe que requeiram acompanhamento psicológico.
- Realizar devolutiva para a equipe de saúde sobre aspectos identificados nas consultas psicológicas e que se mostram relevantes para serem discutidos entre os profissionais, visando ao melhor suporte para a criança e a família.
- Obter informações da equipe médica sobre a evolução dos casos e procedimentos a serem adotados. Tais informações poderão suscitar novas intervenções do psicólogo.
- Mediar a comunicação entre o paciente, sua família e a equipe de saúde.
- Atualizar informações sobre aspectos e conteúdos discutidos em psicoeducação.
- Identificar estressores laborais presentes na equipe e oferecer suporte, envolvendo ações preventivas ou voltadas à redução de agravos.

Observação: o ideal é que as reuniões de equipe ocorram com certa periodicidade. Entretanto, em razão das particularidades do setor hospitalar, nem sempre isso ocorre, o que é uma perda. Nesses casos, o psicólogo poderá contribuir para estimular a prática de reuniões de equipe.

C. **No momento da alta hospitalar:**
- Mediar a comunicação entre a criança, a família e a equipe de saúde em relação às dúvidas quanto à continuidade do tratamento após a

alta hospitalar, bem como o posicionamento da família sobre as decisões da equipe.

- Auxiliar o paciente e seus responsáveis na reorganização de novas rotinas de vida após a finalização das rotinas hospitalares, buscando a retomada de suas atividades interrompidas pelo tratamento realizado.
- Realizar psicoeducação sobre os aspectos que podem interferir na adaptação e no enfrentamento dessas novas etapas.
- Oferecer continuidade do acompanhamento psicológico à família e à criança, nas etapas posteriores à alta hospitalar.

D. **No caso de agravamento do câncer e/ou terminalidade do quadro:**

- Participar em conjunto com a equipe da comunicação de más notícias, utilizando-se de recursos e protocolos voltados a tal finalidade.
- Dar voz e suporte à criança e à família para evitar que assumam uma posição passiva.
- Avaliar reações emocionais da criança e seus responsáveis: medos, ansiedades, humor, fantasias, sentimentos, crenças e estigma da doença etc.
- Participar das ações relacionadas aos cuidados paliativos.
- Mediar a comunicação entre a criança, a família e a equipe de saúde em relação a dúvidas, propósito dos procedimentos, iminência do óbito e posicionamento da família diante das decisões da equipe.
- Discutir estratégias de enfrentamento mais adaptadas para lidar com o agravamento do quadro.
- Informar, avaliar e intervir junto à família sobre aspectos relacionados ao luto antecipatório e, em caso de óbito, do processo de luto que enfrentarão, em especial a prevenção do luto complicado.

E. **Acompanhamento da criança e seus responsáveis nas fases seguintes ao término do tratamento hospitalar e/ou ambulatorial - fases de seguimento, remissão e cura:**

De acordo com as características da instituição hospitalar e do serviço de oncologia oferecido, o psicólogo também poderá estender suas ações para essas fases do tratamento. Sugerimos algumas condutas:

- Avaliar sentimentos, emoções, humor, ansiedades, medos, inseguranças e fantasias do paciente e sua família em relação a essas novas fases do tratamento.

- Auxiliar o paciente e seus responsáveis na reorganização de novas rotinas de vida após a finalização das rotinas hospitalares, buscando a retomada de suas atividades interrompidas pelo tratamento realizado.
- Realizar psicoeducação sobre os aspectos que podem interferir na adaptação e no enfrentamento dessas novas etapas.

Intervenções em casos de recidiva

- Auxiliar a equipe médica a informar à criança e sua família sobre a recidiva e suas implicações.
- Avaliar reações da criança e sua família originadas pela retomada do tratamento, haja vista que eles terão de abdicar novamente de suas expectativas e rotinas de vida reconquistadas durante o período de remissão do câncer: humor, ansiedades, angústia, fantasias (de perda e morte), negação, sentimentos e emoções (medo, culpa, inseguranças, raiva, revolta, tristeza, decepção, revolta, confusão, perda da esperança etc.)
- Avaliar e intervir sobre estratégias de enfrentamento inadequadas para lidar com a recidiva.
- Dar voz e suporte a tais emoções e sentimentos da criança e da família para evitar que assumam uma posição passiva.
- Reunião multiprofissional com a equipe de saúde ou, caso não seja possível, devolutivas individuais com os profissionais com os seguintes objetivos: coletar demandas apresentadas pela equipe que requeiram acompanhamento psicológico; realizar devolutiva para a equipe de saúde sobre aspectos identificados nas consultas psicológicas com a criança e a família; obter informações da equipe médica sobre a evolução dos casos e procedimentos a serem adotados; mediar comunicação entre o paciente, sua família e a equipe de saúde; atualizar informações sobre aspectos e conteúdos discutidos em psicoeducação; identificar estressores laborais presentes na equipe e oferecer suporte, envolvendo ações preventivas ou voltadas à redução de agravos.

Observação: o impacto emocional promovido pela recidiva oncológica tende a ser mais intenso que o do momento do diagnóstico inicial. Portanto, o psicólogo precisa estar atento em relação à necessidade de intensificar suas intervenções junto à criança, à família e à equipe.

CONSIDERAÇÕES FINAIS

O diagnóstico de câncer implica muito sofrimento e estresse, exigindo do paciente e de sua família muitos recursos de enfrentamento. Quando se trata do câncer infantil, o impacto gerado é ainda maior, por vários aspectos identificados a partir dos resultados da pesquisa: procedimentos invasivos, estigma da doença, mudança da imagem corporal, quebra do ciclo de vida, dificuldade de compreensão do tratamento, medos e ansiedades da criança, rompimento do ciclo vital, presença da ameaça da terminalidade, pensamentos associados à morte.

Com isso, este capítulo reforça a importância da atuação conjunta do psicólogo no contexto da oncologia pediátrica, atuando juntamente com a equipe multiprofissional, paciente e responsáveis, para garantir um suporte emocional, com fortalecimento das estratégias de enfrentamento diante dos desafios e sofrimentos impostos pelo câncer.

REFERÊNCIAS

1. Gurgel LA, Lage AMV. Atuação psicológica na assistência à criança com câncer: da prevenção aos cuidados paliativos. Revista de Psicologia (Fortaleza) [Internet]. 2013 jan./jun. [citado 29 jan. 2025];4(01):83-96. Disponível em: https://pesquisa.bvsalud.org/portal/resource/pt/biblio-875500.
2. Flach K, Lobo BOM, Potter JR, Lima NS. O luto antecipatório na unidade de terapia intensiva pediátrica: relato de experiência. Rev SBPH (Belo Horizonte) [Internet]. 2012 jan. [citado 29 jan. 2025];15(1):83-100. Disponível em: http://pepsic.bvsalud.org/scielo.php?script=sci_arttext&pid=S1516-08582012000100006&lng=pt.
3. Instituto Nacional de Câncer José Alencar Gomes da Silva (Inca). ABC do câncer: abordagens básicas para o controle do câncer [Internet]. 6. ed. rev. atual. Rio de Janeiro: Inca; 2020 [citado 29 jan. 2025]. Disponível em: https://www.inca.gov.br/sites/ufu.sti.inca.local/files/media/document/livro-abc-6-edicao-2020.pdf.
4. Caires S, Machado M, Antunes, MC, Melo ASM. Recidiva oncológica: olhares dos profissionais hospitalares sobre as dificuldades do paciente pediátrico. Psico-USF (Bragança Paulista) [Internet]. 2018 abr./jun. [citado 29 jan. 2025]; 23(2):333-45. Disponível em: https://doi.org/10.1590/1413-82712018230212.
5. Farinhas GV, Wendling MI; Dellazzana-Zanon LL. Impacto psicológico do diagnóstico de câncer na família: um estudo de caso a partir da percepção do cuidador. Pensando Fam (Porto Alegre) [Internet]. 2013 dez. [citado 29 jan. 2025];17(2):111-29. Disponível em: http://pepsic.bvsalud.org/scielo.php?script=sci_arttext&pid=S1679-494X2013000200009&lng=pt&nrm=iso.
6. Del Pino C, Pereira VT. Ludoterapia durante o tratamento contra o câncer infantil: revisão integrativa de literatura. Rev Psi em Foco [Internet]. 2017 [citado 29 jan.

2025];9(14):26-44. Disponível em: https://revistas.fw.uri.br/index.php/psicologiaemfoco/article/view/2132.
7. Cardoso FT. Câncer infantil: aspectos emocionais e atuação do psicólogo. Rev SBPH [Internet]. 2007 [citado 29 jan. 2025];10(1):25-52. Disponível em: https://revistasbph.emnuvens.com.br/revista/article/view/123.
8. Conselho Federal de Psicologia (CFF). Referências técnicas para atuação de psicólogas(os) nos serviços hospitalares do SUS [Internet]. Brasília: CFP, 2019 [citado 29 jan. 2025]. Disponível em: https://site.cfp.org.br/publicacao/referencias-tecnicas-para-atuacao-de-psicologasos-nos-servicos-hospitalares-do-sus/.
9. Brateibach V, Domenico ELB, Berlezi EM, Loro MM, Rosanelli CLS, Gomes JS, Kolankiewicz ACB. Sintomas de pacientes em tratamento oncológico. Rev Gaúcha Enferm [Internet]. 2013 [citado 29 jan. 2025];6(2):8. Disponível em: https://revista-eletronicas.pucrs.br/faenfi/article/view/12604.
10. Araujo TC. Câncer infantil: intervenção, formação e pesquisa em psico-oncologia pediátrica. Psicol Hosp (São Paulo) [Internet]. 2006 [citado 29 jan. 2025];4(1). Disponível em: http://pepsic.bvsalud.org/scielo.php?script=sci_arttext&pid=S1677-74092006000100005&Ing=pt&nrm=iso.
11. Vasconcelos AJC, Silva CM, Oliveira PRS. A vivência da equipe de saúde na oncologia pediátrica. Rev Psicol (Fortaleza) [Internet]. 2019 jul./dez. [citado 29 jan. 2025]; 10(2):149-62. Disponível em: https://pesquisa.bvsalud.org/portal/resource/pt/biblio-1343514.
12. Ramalho MAN, Nogueira-Martins MCF. Vivências de profissionais de saúde da área de oncologia pediátrica. Psicologia em Estudo (Maringá) [Internet]. 2007 jan./abr. [citado 29 jan. 2025];12(1):123-32. Disponível em: https://doi.org/10.1590/S1413-73722007000100015.
13. Carvalho NA, Silva AVS. Atividades lúdicas na promoção da qualidade de vida de crianças hospitalizadas: uma revisão integrativa da literatura. Revista Foco (Curitiba) [Internet]. 2023 [citado 29 jan. 2025];16(5):01-21. Disponível em: https://doi.org/10.54751/revistafoco.v16n5-041.
14. Ramos, JLR, Peres, RS. Protocolo de avaliação psicológica para pacientes oncológicos: uma proposta. PsicolArgum [Internet]. 2013 out./dez. [citado 29 jan. 2025];31(75):729-37. Disponível em: https://periodicos.pucpr.br/psicologiaargumento/article/view/20589.
15. Bastos ACSB. Na iminência da morte: cuidado paliativo e luto antecipatório para crianças/adolescentes e os cuidadores [Tese] [Internet]. Salvador: Universidade Federal da Bahia; 2019 [citado 29 jan. 2025]. 245p. Disponível em: https://repositorio.ufba.br/handle/ri/30441.

2

Psicologia em Unidade de Terapia Intensiva Oncológica: da admissão ao óbito

Camila Santos de Jesus
Suzane Bandeira de Magalhães
Mônica Ramos Daltro

RESUMO

O capítulo aborda a atuação da psicologia em uma unidade de terapia intensiva (UTI) oncológica, destacando os desafios e as especificidades do cuidado nesse contexto. As autoras descrevem como a psicologia hospitalar contribui para o acolhimento e suporte a pacientes, familiares e equipes multidisciplinares, considerando aspectos biológicos, sociais e culturais. A prática é guiada pelos princípios da psico-oncologia e pela fidelização do atendimento, promovendo vínculos e facilitando o enfrentamento do adoecimento e das perdas. As estratégias incluem intervenções à beira do leito, psicoeducação e suporte emocional em momentos críticos, como diagnóstico e óbito. O texto também discute os impactos dos determinantes sociais na saúde e as barreiras enfrentadas pelos pacientes em vulnerabilidade. A psicologia é apresentada como uma prática mediadora e humanizadora, essencial para integrar subjetividade e cuidado em um ambiente de alta complexidade e tensão.

INTRODUÇÃO

No contexto da psicologia dedicada à saúde, a UTI é um microcosmo de alta tecnologia e intensivo cuidado, marcado pela constante vigilância, monitoramento e intervenções complexas.[1] Entretanto, por trás das máquinas e dos procedimentos, existe uma dimensão humana que frequentemente passa despercebida. Este capítulo se concentra em analisar como as dimensões subjetivas circulam nesse cenário de cuidado e como se fazem objeto da psicologia hospitalar. Nessa perspectiva, aborda as estratégias e intervenções utilizadas para apoiar pacientes e sua rede de apoio em meio ao estresse e à incerteza que permeiam as experiências vividas na UTI.

A psicologia hospitalar é uma especialidade considerada recente no macrouniverso do cuidado em saúde, reconhecida pelo Conselho Federal da Psicologia (CFP) nos anos 2000. Apresenta semelhanças com a psicologia da saúde, ao debruçar-se no entendimento e na facilitação da elaboração do processo de adoecimento dos sujeitos, mas diferencia-se a partir das especificidades do contexto hospitalar e da complexidade inerente a esse território.[2]

O câncer é historicamente uma doença repleta de estigmas, constantemente influenciados por fantasias como a inevitabilidade da morte e a associação com doenças contagiosas, gerando, assim, dificuldades na comunicação entre médico, paciente e familiares.[3] O diagnóstico oncológico é um processo complexo, que exige uma minuciosa anamnese, bem como um exame clínico detalhado. Além disso, se faz necessária a realização de exames laboratoriais especializados para designar o tipo de tumoração que posteriormente direcionará qual tratamento será empregado ao paciente.[4]

Este relato de experiência debruça-se na realidade de um hospital de natureza filantrópica, sem fins lucrativos, especializado exclusivamente em oncologia, na região do Nordeste do Brasil. O relato de experiência é uma narrativa científica que se propõe à elaboração de saberes teórico-práticos a partir da experiência vivida sem conjurar verdades e desdobra-se na busca de saberes inovadores, cultivando o conhecimento a partir de um território.[5]

No estudo, analisamos a ação de psicólogas inseridas em um Serviço de Psicologia e o território é a unidade de tratamento intensivo inserida em um hospital que recebe em média 3.500 pessoas por dia, de todo o estado, em sua maioria pessoas negras e em situação de vulnerabilidade social. Os atendimentos são arcados pelo Sistema Único de Saúde (SUS), que conta com repasses dos municípios parceiros, e por doações da sociedade, em volume bem limitado.[6]

O Serviço de Psicologia dessa instituição é composto por nove psicólogas que estão alocadas em setores como: Coordenação (1); Oncopediatria (2); Serviço de Assistência Domiciliar (SAD) (1); Unidade de Cuidados Paliativos (UCP) (1); UTI (1); Adulto (3) – este último dividido em ambulatório e enfermaria, podendo ainda prestar assistência ao paciente por interconsulta ou durante intercorrência no Pronto Atendimento, na Quimioterapia, na Radioterapia ou em qualquer outro departamento, quando solicitado. Ainda compõe o serviço uma psicóloga residente do programa de Residência

Multiprofissional em Oncologia e estagiárias, a partir do convênio com instituições de ensino superior.

Apesar de não possuir um referencial teórico em comum adotado pelas psicólogas que compõem esse Serviço de Psicologia, existe um fio condutor para as intervenções aplicadas nos diversos setores onde as profissionais estão alocadas: os princípios da psico-oncologia. Estes envolvem acolhimento, suporte e atendimento psicológico ao paciente e sua rede de apoio, trabalhando às múltiplas questões relacionadas ao adoecimento oncológico, desde o processo de investigação diagnóstica, passando pelo momento do tratamento, cura ou óbito, fazendo-se necessário, como afirmam Campos et al.[4], uma formação complementar.

Diferentemente de outras instituições, o Serviço de Psicologia referido preza pela chamada fidelização do paciente. Ou seja, os pacientes são acompanhados pela mesma profissional da Psicologia em todo e qualquer setor em que ele necessite do suporte psicológico, salvo em caso de urgência subjetiva em que a profissional não esteja disponível para o atendimento – em caso de desligamento, férias ou folga. A partir desse princípio, as profissionais percebem a potência do fortalecimento do vínculo, surtindo efeito positivo em acompanhar o paciente nas diversas fases do adoecimento e tratamento.

A COMPOSIÇÃO DA UNIDADE DE TERAPIA INTENSIVA

Conforme apontado por Romano,[1] este setor é destinado a realizar cuidados a pacientes graves, das mais diversas ordens. Todos os procedimentos devem ser rápidos e precisos, especialmente por lidar com o limiar entre a vida e a morte. Para tal feito, é necessária uma equipe multiprofissional especializada para atenção integral ao sujeito que se encontra adoecido nesse contexto, prestando suporte às questões biológicas, mas também às emocionais.

A unidade deve funcionar de forma interdisciplinar, com ações acolhedoras, preservando a privacidade e identidade do paciente, além de prezar pela comunicação com os familiares do enfermo. Deve ainda conter profissionais exclusivos da unidade, como médicos diaristas e plantonistas, enfermeiros assistenciais, fisioterapeutas, técnicos de enfermagem, auxiliares administrativos e funcionários da limpeza. Apesar de não estar incluída como atividade exclusiva da unidade, a assistência psicológica deve ser garantida, por meios próprios ou terceirizados.[7]

A atuação do Serviço de Psicologia na UTI abrange tanto o paciente quanto os familiares e a equipe multidisciplinar da unidade. Desenvolve-se um trabalho de acolhimento, escuta e orientação ao paciente e à família com o intuito principal de garantir um espaço para a escuta dos diversos sofrimentos, sem ignorar os processos biológicos e os atravessamentos sociais e culturais que permeiam esse contexto.[2]

É fundamental destacar que, no contexto hospitalar, os acompanhamentos muitas vezes não seguem os moldes tradicionais da psicoterapia. O atendimento é frequentemente realizado "à beira do leito", o que demanda adaptações para lidar com interferências típicas do ambiente, como ruídos e o intenso movimento dos profissionais. Embora o ambiente apresente desafios, o atendimento psicológico ocorre no local onde estão o paciente e seus familiares, superando a ideia de que as intervenções devem ser restritas à sala de Psicologia.[8]

Diante do nível de complexidade do setor da UTI, a psicóloga alocada atua exclusivamente nessa unidade. Quando há necessidade de prosseguimento do acompanhamento psicológico em unidade aberta, a profissional sinaliza para uma das psicólogas da enfermaria, para que o paciente e seu familiar continuem a receber a assistência psicológica.

ROTINA JUNTO AOS FAMILIARES

Diariamente a psicóloga da unidade se encarrega de conhecer os pacientes ali internados a partir da troca de informações com membros da equipe, assim como também pela leitura do prontuário. Esse documento é de extrema importância no contexto hospitalar, pois descreve o itinerário do sujeito naquela instituição, com as avaliações e intervenções realizadas por todos os membros da equipe de saúde, além de registrar dados que orientem sobre a evolução clínica do paciente e os possíveis prognósticos.

Por causa do processo de fidelização do paciente, caso seja verificado em prontuário que o paciente ou seu acompanhante já foi atendido pelo Serviço de Psicologia, a psicóloga da UTI informa para a profissional responsável, a fim de realizar uma discussão do caso e avaliação da continuidade ou não do acompanhamento realizado anteriormente.

O paciente pode ser admitido na UTI em diversos contextos: piora clínica pela evolução da doença oncológica, monitorização em pós-operatório, complicações do tratamento, intervenções urgentes pelo avanço da doença etc. A depender do motivo da admissão, pode-se gerar uma demanda psicológica específica no paciente e em seus acompanhantes. Em caso de internação por urgência, a prática nos mostra a apresentação de um maior estado de mobilização emocional pelos pacientes e seus acompanhantes. Não é incomum que, nesses contextos, essas figuras se apresentem mobilizadas emocionalmente com o nome UTI e as fantasias associadas a esse departamento.

Quando o paciente entra nesse setor, seus acompanhantes (familiares, amigos ou cuidadores) são orientados a aguardar na sala de espera – que é posicionada em frente à entrada da unidade. Enquanto isso, a equipe de enfermagem, médica e fisioterapia se encarrega de receber o paciente e realizar as intervenções admissionais.

A secretária/auxiliar administrativo, cuja principal função é encarregar-se das atividades administrativas, informa o acompanhante acerca do horário de visita e boletim médico, quantidade de visitantes e normas de higiene. Orienta o acompanhante no preenchimento dos Termos de Consentimento Livre e Esclarecido acerca da realização de procedimentos, além do preenchimento do Prontuário Afetivo – dispositivo implementado pela Psicologia que, após preenchimento, é disponibilizado no leito, visando estimular que a equipe conheça mais sobre a subjetividade do paciente.

Em sinal de mobilização e/ou desorganização emocional, a secretária da unidade solicita o suporte da psicóloga para realizar o acolhimento desse acompanhante. Não é raro que nesse momento o cuidador partilhe sobre suas fantasias acerca da UTI, que por vezes alude ao medo da morte, pela associação do setor com a necessidade de intubação.

Outros conteúdos ainda são comuns, como tempo de espera pela vaga na unidade, percepção do avançar da doença oncológica e apreensão pela possibilidade de ineficácia do tratamento para combater o câncer, além dos impactos emocionais ao ser informado sobre a ausência de acompanhante integral na unidade. Nesse instante, é imprescindível a atuação do profissional de psicologia, facilitando a desmistificação das fantasias e a elaboração das repercussões psíquicas dessa vivência.

Caso não seja possível realizar o acolhimento aos familiares nesse primeiro momento, a abordagem ocorrerá no horário da visita deles ao paciente – que acontece duas vezes ao dia. No primeiro atendimento é avaliado o estado emocional do visitante e seu nível de compreensão do quadro clínico atual e do processo de adoecimento. Também são coletados dados sobre sua história de vida, junto com a história de vida do paciente, a qual é de extrema importância para a inclusão da subjetividade nessa unidade complexa.

A obtenção dessas informações auxilia na tomada de decisões da equipe multidisciplinar à medida que compõe o quebra-cabeças da história do paciente e seu contexto para além do adoecimento. Em sua pesquisa, Campos et al.[4] destacam a importância na desmistificação dos mitos sobre o câncer, além do favorecimento da criação de recursos de adaptação e fortalecimento de estratégias de enfrentamento para melhor acomodação diante da realidade vivenciada.

O acompanhamento aos familiares do paciente nessas circunstâncias demonstra sua importância diante da compreensão de que a rede de apoio do doente também é afetada pelo fenômeno do adoecimento. As repercussões emocionais desse processo são influenciadas especialmente pelo lugar em que o paciente ocupa na dinâmica familiar, assim como pelos sentimentos de impotência e desamparo diante do diagnóstico.[4]

Deve-se ainda atentar aos fatores facilitadores e complicadores da rede familiar no enfrentamento da doença oncológica. Franco[9] destaca como fatores complicadores as vulnerabilidades socioeconômicas, dificuldades de comunicação do grupo familiar e crises que fragilizam o vínculo desse núcleo. Já como fatores facilitadores, a autora pontua a apropriação acerca da doença e do tratamento e bom vínculo entre os atores envolvidos nessa rede de apoio, além da flexibilidade dos familiares na troca de papéis desse grupo.

O acompanhamento psicológico aos familiares se dá diariamente, a partir das demandas apresentadas por eles durante as visitas. Caso o paciente obtenha alta para a enfermaria, a psicóloga pode realizar o encaminhamento para que a profissional da unidade aberta prossiga oferecendo a assistência psicológica. Em caso de óbito do paciente, o familiar poderá manter o acompanhamento psicológico em nível ambulatorial, caso sua demanda seja relacionada ao processo de luto.

INTERVENÇÕES COM O PACIENTE

O trabalho de mediação junto ao paciente oncológico demanda da psicóloga habilidade e conhecimento sobre assuntos descritos como de outras áreas, como quimioterapia, radioterapia, funcionamento de equipamentos como ventilador mecânico, bomba de infusão, monitor cardíaco etc. A partir de tais conhecimentos se faz possível a realização da psicoeducação como um recurso facilitador para a desconstrução de mitos e redução de ansiedade do paciente.

Outras questões frequentemente apresentadas pelos pacientes em UTI é se dar conta da possibilidade da morte, seja real, seja simbólica – perda da posição social, do papel previamente desempenhado junto a sua rede de apoio, da aparência física anterior ao tratamento. Percebe-se como a gravidade do quadro clínico por vezes acaba atuando como catalisador do sentimento de urgência subjetiva e facilitador de acesso a questões pessoais.

Apesar das intervenções focadas na humanização, como o favorecimento da iluminação natural através de janelas, utilização de músicas de acordo com a preferência do paciente, disponibilização de aparelhos de televisão nos leitos e extensão do horário de visita, implementadas nas UTI com base na Política Nacional de Humanização (PNH), nota-se que o prolongamento da internação do paciente na unidade favorece o desenvolvimento de humor deprimido, ansiedade e *delirium*, podendo gerar a síndrome pós-cuidados intensivos.[1,8]

O favorecimento do surgimento de aspectos subjetivos do paciente no setor, por meio da coleta de dados sobre sua história de vida pelos atendimentos psicológicos ou mesmo pelo Prontuário Afetivo, vem apresentando resultados positivos. Favorece a criação do vínculo entre paciente e equipe, facilitando os modos de cuidado e possibilitando a realização de intervenções anteriormente pensadas como incomuns para o contexto hospitalar, como visita de crianças, serenatas com músicas escolhidas pelo paciente e até mesmo a manutenção de hábitos realizados em ambiente domiciliar, como leituras de livros religiosos.

É responsabilidade do psicólogo promover um espaço de possibilidades que acolha a expressão das angústias, medos em relação à morte, fantasias e questões relativas à doença e internação que envolvem esse paciente e seus familiares. Assim, é possível viabilizar para o paciente alternativas de enfrentamento em relação às situações aversivas relacionadas ao tratamento, a mudanças de papéis familiares, traumas e atravessamentos referentes ao seu próprio futuro[2].

ATRAVESSAMENTOS DOS DETERMINANTES SOCIAIS NA UNIDADE DE TERAPIA INTENSIVA

Este capítulo territorializa a experiência de trabalho em um hospital cujo público-alvo é composto por pessoas que se encontram, majoritariamente, em situação de vulnerabilidade social. Nesse cenário, o atendimento psicológico possui particularidades que extrapolam o discurso das repercussões afetivas ou comportamentais do adoecimento oncológico.

A partir de uma escuta qualificada, é possível proporcionar espaços para que o paciente e seus visitantes possam discorrer, de forma conjunta ou individualizada, sobre temáticas diversas, como as mudanças na vida da família diante da necessidade de deslocamento de seu domicílio para o hospital e as percepções sobre a vida e sobre a morte. Também é possível escutar sobre as mudanças subjetivas vividas diante da necessidade de encarar o modo de viver de uma grande metrópole e os desafios de ter de sair do trabalho para poder cuidar de alguém.

O cotidiano do cuidado em saúde nesse território implica abertura para que pacientes e familiares possam partilhar preocupações com os demais familiares que precisaram permanecer em seus domicílios, mas também se preocupam com sua hospedagem, visto que muitas vezes não dispõem de rede de apoio no município onde o hospital se encontra instalado, necessitando acomodar-se em casas de apoio da prefeitura ou até mesmo na casa de outros familiares de pacientes que acabaram de conhecer naquele hospital.

Não é incomum o luto do adoecimento e a possibilidade de morte desencadearem memórias sobre lutos anteriores. Por vezes, pacientes e seus familiares lembram sobre perdas de outros familiares, também por câncer e muitas vezes na mesma instituição.

Discorrem sobre a dificuldade de manter a alimentação adequada do paciente no ambiente doméstico por causa da restrição financeira; compartilham rememorações sobre perda de filhos, netos e outros familiares por acidentes, violência urbana ou violência policial. Frequentemente se destacam na fala e nos discursos desses sujeitos o temor em perder suas casas diante da ocorrência de chuvas, além da necessidade de faltar a consultas diante de violência urbana, disputa de território por facções e guerra do tráfico.

A vivência do cuidado oncológico demanda da psicóloga o diálogo e a negociação com a condição de pobreza, denunciando a situação de exclusão e fragilidade em que vivem as pessoas que enfrentam precariedade socioeconômica e, muitas vezes, ambiental. Uma condição que invade o cotidiano da UTI, seja no agravamento da doença, seja na coragem para enfrentá-la ou até a falta de coragem; seja no que adoece, seja no que cuida. Fatores psicossociais compõem o quadro de adoecimento e de cuidado do paciente oncológico. Destacamos, em nossa experiência, os atravessamentos de raça/etnia, na medida em que são, em sua grande maioria, pretos, pardos, pobres, e, inspiradas nos poetas, nos perguntamos "Como é que pretos, pobres e mulatos/ E quase brancos quase pretos de tão pobres são tratados?".[10]

Ainda faltam contribuições da psicologia hospitalar acerca da experiência vivida, especialmente envolvendo raça/etnia no contexto hospitalar, no que tange às análises detalhadas sobre as formas de adoecimento dessa população, bem como as barreiras encontradas nas tentativas de acesso ao tratamento oncológico.[11]

ROTINAS DA PSICOLOGIA JUNTO COM A EQUIPE

Freud,[12] no texto "O mal-estar na civilização", de 1926, vaticinava as tensões e os conflitos que surgem entre os desejos humanos e as exigências da vida em sociedade. Ele argumenta que a civilização, que visa à organização e ao progresso, impõe restrições à liberdade individual e aos impulsos primitivos do ser humano, o que gera um sentimento de insatisfação e mal-estar. Ou seja, localiza o viver junto como um campo de tensionamentos e negociações, e é nesse contexto que a psicóloga vai atuar: na direção do viver juntos.

Essa ideia de campo de negociação vai dando forma ao território de intervenção da psicologia quando falamos do trabalho de saúde em UTI. Seu desafio é negociar entre a informação e a produção de sentido dessas informações e de tudo o que acontece em volta.

No que diz respeito à atuação com a equipe multidisciplinar, o profissional de psicologia assume a postura participativa com relação às decisões e condutas a serem adotadas pela equipe, interpelando questões pertinentes e buscando promover suporte e amparo ao paciente internado e aos familiares. Além disso, a figura do psicólogo atua como um facilitador da comunicação entre o paciente, sua família e a equipe multidisciplinar de saúde.[2]

Esse profissional elucida a linguagem médica e orienta nas dificuldades de compreensão que surgem a respeito do real quadro clínico do paciente e dos procedimentos que a equipe realizará. Ademais, o psicólogo desempenha um importante intermédio da relação família-equipe, propiciando uma relação mais favorável diante dos diversos questionamentos e necessidades de compreensão da família.[2]

Diariamente ocorre a passagem do boletim, quando o médico plantonista ou diarista – a depender da disponibilidade de ambos e da gravidade do estado de saúde do paciente – conversa com os familiares sobre a evolução clínica do paciente, os procedimentos empregados naquele momento e os tratamentos programados, além dos possíveis prognósticos. Nesse momento, ainda há o esclarecimento de dúvidas dos familiares sobre as questões apresentadas.

No que diz respeito à comunicação, para além do boletim médico, constantemente acontecem as comunicações de notícias difíceis. O médico da UTI convoca a presença do familiar responsável pelo doente ali internado para a chamada conferência familiar. Por vezes, a equipe médica assistente – que já acompanhava o paciente antes da transferência para UTI – também participa desse momento, o que por muitas vezes facilita o processo de comunicação pelo vínculo.

Ainda como rotina dessa unidade, quase que diariamente ocorre a visita multidisciplinar, na qual todos os membros da equipe discutem o caso de todos os pacientes ali internados, à beira do leito. Borges[13] destaca a importância da visita multidisciplinar como estratégia de cuidado ao paciente, visto que os diversos profissionais que atuam na unidade podem partilhar de suas avaliações sobre o paciente grave, assim como favorece a diminuição das taxas de *burnout*.

Além disso, podemos observar, nesse exercício de trabalhar junto, um exercício de viver junto. Garantir a complexidade da experiência de viver e de morrer em condição de civilização significa poder humanizar a experiência de cuidado.

E NO ÓBITO, COMO AGIR?

Apesar de o câncer ser uma doença que favorece o luto antecipatório das famílias, da equipe e do próprio paciente, ainda assim alguns desafios são observados diante da temática sensível da morte concreta.

Quando a morte acontece na UTI, existe a especificidade da UTI oncológica, onde mesmo a melhora da situação da gravidade pontual muitas vezes não quer dizer melhora do quadro clínico. Ou seja, o paciente pode sair da UTI por melhora de algum quadro de gravidade – por exemplo, a ausência de necessidade de uso de drogas vasoativas –, mas isso não significa melhora da doença de base, no caso, o câncer.

As UTI comumente oferecem boletins para as famílias, e esses boletins podem ir preparando esses familiares para o momento do óbito. Algumas famílias entram em luto antecipatório, compreendendo a gravidade e se aproximando da ideia de morte. Entende-se que isso possibilita uma melhor elaboração da perda após a morte propriamente dita, evitando luto prolongado.[14]

No entanto, ter espaços de elaboração que envolvem espaços de escuta e de acompanhamento psicológico também fortalece a entrada cuidadosa nesse luto antecipatório. É importante ressaltar que mesmo as famílias que entram no luto antecipatório e entendem o processo de morte ainda precisam de acolhimento no momento do óbito, pois uma coisa é saber e outra coisa é viver o que já se sabe.

Algumas famílias, no entanto, permanecem em processo de negação da possibilidade de morte por variados motivos: dificuldade em entender o processo, rapidez com que as coisas estão acontecendo, questões emocionais ligadas ao vínculo com o paciente, pendências afetivas, falta de acolhimento e práticas humanizadoras, dentre outras. Essas famílias vão precisar de uma atenção ainda maior e de um acolhimento ainda mais cuidadoso.

As reações diante de uma notícia de óbito são inesperadas e diversificadas. Testemunhamos reações neurovegetativas, tremores, desmaios, aumento da pressão arterial, silêncios profundos, olhares de alívio, de medo, de culpa, dentre outras. Impõe-se a necessidade de cuidado, simultaneamente acolhedor e objetivo.

É importante atentar se o familiar faz uso de algum medicamento e se está de posse dele. Se a pessoa já estiver passando por alguma reação somática ou emocional, é importante tentar levar para um ambiente mais reservado, ofertar água, lenços, pedir que a pessoa abra os olhos e ficar presente junto dela. Se ela estiver em condições de falar, proporcionar uma escuta cuidadosa, perguntar o que ela sabe o que estava acontecendo com seu paciente para justamente identificar se esse familiar está em luto antecipatório e se já entendia a gravidade da situação. Muitas pessoas nessa situação entram em desespero, com expressões de choro e gritos. Pede-se que a pessoa abra os olhos para que ela veja o entorno e se concentre no seu sofrimento, sem perder a noção da realidade.

A entrada em um processo de luto, seja ele antecipatório ou não, envolve um misto de sentimentos, incluindo os mais contraditórios e ambivalentes, pois não é raro que as famílias já estejam desejando que aquela morte aconteça diante do sofrimento que se apresenta. O acolhimento ao óbito é algo que se inicia logo após a morte de alguém, porém esse trabalho no luto pode continuar em espaços terapêuticos. É importante atentar para os grupos vulneráveis, que já podem estar vivendo outras perdas ou outras condições de sofrimento.

CONSIDERAÇÕES FINAIS

A complexidade que compõe a UTI oncológica deu existência a este texto. A experiência de atuar como profissional de saúde em uma UTI é pouco descrita na literatura, que protagoniza com competência experiências de processos de cuidado de pacientes e seus efeitos na vida deles, mas também na vida dos cuidadores e da equipe.

Neste capítulo, optamos por descrever como se faz psicologia da saúde em uma UTI oncológica, na capital de um estado nordestino. O território apresentado descreve uma população que, além do câncer, está em condição de grande vulnerabilidade social.

A descrição realizada foi desenhando leituras sobre o viver a UTI. De um lado o território UTI, movente, atravessado por discursos sobre ele, repleto de tecnologias, racionalidades e possibilidades de cuidar, sem possibilidade de compromisso com garantias. Um território de tensões, disputas, colaboração. Simultaneamente rígido, protocolar e acolhedor, mas sempre amparado pela consciência da necessidade de humanização. Curioso ser necessário pensar nisso, não?

Do outro lado está o campo de fazer de psicólogas, descrito e detalhado. Sem intencionar protocolos, essa descrição faz aporte para invenção, conta uma versão de uma história, certa de que muitas outras histórias existem. A psicologia na UTI tem função de diplomata, representa a subjetividade, promove traduções e negociações. Proteger, com compromisso ético, promove diálogos e diferentes práticas de cuidado, com diferentes grupos. Acolhe conflitos de natureza diversa, de comunicação, de violências, de desamparo, de falta de cidadania. Pratica a alteridade e o exercício de viver junto da admissão ao óbito.

REFERÊNCIAS

1. Romano WB. Princípios para a prática da psicologia clínica em hospitais. São Paulo: Casa do Psicólogo; 1999.
2. Conselho Federal de Psicologia (CFP). Referências técnicas para atuação de psicólogas(os) nos serviços hospitalares do SUS [Internet]. Brasília: CFP; 2019 [citado 29 jan. 2025]. Disponível em: https://site.cfp.org.br/wp-content/uploads/2019/11/ServHosp_web1.pdf.
3. Veit MT, Carvalho VA. Psico-oncologia: definições e área de atuação. In: Carvalho VA, Franco MHP, Kóvacs MJ, Macieira RC, Veit MT, Gomes MJB, Holtz L, editores. Temas em psico-oncologia. São Paulo: Summus; 2008.
4. Campos EMP, Rodrigues AL, Castanho P. Intervenções psicológicas na psico-oncologia. Mudanças [Internet]. 2021 [citado 29 jan. 2025];29(1):41-7. Disponível em: http://pepsic.bvsalud.org/scielo.php?script=sci_arttext&pid=S0104-32692021000100005&lng=pt&tlng=pt.
5. Daltro MR, Faria AA. Relato de experiência: uma narrativa científica na pós-modernidade. revispsi [Internet]. 2019 [citado 29 jan. 2025];19(1):223-37. Disponível em: https://www.e-publicacoes.uerj.br/revispsi/article/view/43015.
6. Magalhães SB, Magalhães AB, Jesus CS, Brain FRM, Ribeiro RS, Quintana RAC, et al. Relato de experiência do serviço de psicologia de um hospital oncológico durante a pandemia. Rev SBPH [Internet]. 2022 [citado 29 jan. 2025];25:133-41. Disponível em: https://revistasbph.emnuvens.com.br/revista/article/view/35/175.
7. Brasil. Ministério da Saúde. Agência Nacional de Vigilância Sanitária (Anvisa). RDC n. 7, de 24 de fevereiro de 2010. Dispõe sobre os requisitos mínimos para funcionamento de Unidades de Terapia Intensiva e dá outras providências. Diário Oficial da República Federativa do Brasil, Poder Executivo [Internet]. Brasília: Ministério da Saúde; 2010 [citado 29 jan. 2025]. Disponível em: https://bvsms.saude.gov.br/bvs/saudelegis/anvisa/2010/res0007_24_02_2010.html.
8. Simonetti A. Manual de psicologia hospitalar: o mapa da doença. São Paulo: Casa do Psicólogo; 2004.
9. Franco MHP. A família em psico-oncologia. In: Carvalho VA, Franco MHP, Kóvacs MJ, Macieira RC, Veit MT, Gomes MJB, Holtz L, editores. Temas em psico-oncologia. São Paulo: Summus; 2008.

10. Veloso C, Gil G. Álbum: Tropicália 2. São Paulo: Universal Music Ltda.; 1993.
11. Paulista JS, Assunção PG, Lima FLT. Acessibilidade da população negra ao cuidado oncológico no Brasil: revisão integrativa. Rev Bras Cancerol [Internet]. 2020 [citado 29 jan. 2025];65(4). Disponível em: https://rbc.inca.gov.br/index.php/revista/article/view/453.
12. Freud S. O mal-estar na civilização. São Paulo: Companhia das Letras; 2010.
13. Borges MLP. Avaliação da visita multidisciplinar em unidade de terapia intensiva oncológica [dissertação] [Internet]. São Paulo: Fundação Antônio Prudente; 2020 [citado 29 jan. 2025]. Disponível em: https://accamargo.phlnet.com.br/MESTRADO/2020/MLBorges/MLBorges.pdf.
14. Magalhães SB, Franco ALS. Experiência de profissionais e familiares de pacientes em cuidados paliativos. Arq Bras Psicol [Internet]. 2012 [citado 29 jan. 2025];64(3):94-109. Disponível em: https://www.redalyc.org/pdf/2290/229025830001.pdf.

3

A rede de apoio ao paciente submetido à amputação de membros inferiores

Letícia Macedo Gabarra
Maria Aparecida Crepaldi
Beatriz Schmidt

RESUMO

As pessoas com amputações de membros vivenciam adaptações físicas e psicossociais, e a rede de apoio torna-se essencial. O objetivo deste capítulo é caracterizar a rede de apoio familiar, social e institucional do paciente submetido à amputação de membros, durante a hospitalização e após a alta. A pesquisa caracterizou-se por ser descritivo-compreensiva e longitudinal de curta duração; participaram do estudo cinco homens e três mulheres no período hospitalar e seis meses após a cirurgia. Realizou-se entrevista semiestruturada com aplicação do mapa de rede de Sluzki.[1] A análise foi baseada nas categorias preestabelecidas por Sluzki:[1] estrutura (tamanho, composição e distribuição, densidade e dispersão) e funções da rede (apoio emocional, companhia social, ajuda instrumental e de serviços, apoio de informações ou guia cognitivo, ajuda financeira e material, apoio espiritual). Os resultados evidenciaram a família como a principal fonte de suporte nos dois momentos, seguida de serviços de saúde, amigos e comunidade.

INTRODUÇÃO

O presente capítulo pretende caracterizar a rede de apoio familiar ampliada, social e institucional do paciente submetido à amputação de membros inferiores (MI) no período hospitalar e após a alta.

O adoecimento crônico acarreta diversas mudanças na vida da pessoa e de seus familiares. O adoecimento por diabetes e doenças vasculares pode acarretar diversas complicações, como úlceras em membros inferiores que podem evoluir para a perda das extremidades. Considera-se que a doença arterial obstrutiva periférica (DAOP), em pacientes diabéticos, é uma questão de saúde pública por envolver alta frequência de internações hospitalares, elevados gastos e taxa de mortalidade crescente.[2,3] Geralmente esse tipo de adoecimento ocorre em pessoas com mais de 60 anos e que possuem outras comorbidades, como tabagismo, hipertensão e obesidade.[2]

A amputação é um processo cirúrgico para a retirada de um membro, que engloba uma complexidade de fenômenos psicológicos e de interações da tríade paciente-família-equipe.[3] As pessoas com amputações vivenciam um impacto físico e psicossocial pela perda do corpo,[4] e o suporte social recebido pode melhorar a qualidade de vida global e o enfrentamento da situação.[3-8] O suporte social significativo favorece o desenvolvimento de comportamentos de autocuidado, na prevenção de úlceras e amputações,[2,3] na recuperação, no tratamento e na reabilitação.[8]

O conceito de rede social é multidimensional, incluindo o conjunto de vínculos interpessoais do sujeito,[1] que remetem à imagem de uma teia de relações interconectadas por fios;[9] trata-se de um sistema aberto em constante construção individual e coletiva.[6] A rede social inclui os indivíduos que interagem com a pessoa em níveis diferenciados, dos contatos mais próximos e contínuos até os vínculos formais e esporádicos.[10]

Segundo Sluzki,[1] a rede possui características estruturais, funções dos vínculos e atributo de cada vínculo. As características incluem: o tamanho da rede, a densidade, a composição ou distribuição, a dispersão, a homogeneidade ou heterogeneidade, os atributos de vínculo específicos e os tipos de funções. As funções da rede podem ser: companhia social, apoio social, apoio emocional, guia cognitivo e conselhos, regulação social, ajuda material e de serviços, bem como acesso a novos contatos.[1] Os atributos de cada vínculo são analisados conforme as funções predominantes, a multidimensionalidade, a reciprocidade, a intensidade, a frequência dos contatos e a história do vínculo.[1]

A situação de adoecimento produz um impacto nas relações da pessoa com sua rede. O adoecimento possui efeito interpessoal aversivo, produzindo comportamentos evitativos das pessoas em geral. Além disso, o curso da doença dificulta a mobilidade, desfavorecendo os contatos sociais e o isolamento do indivíduo.[1,6] A pessoa doente fica debilitada e tem menos recursos para ativar a rede e menor possibilidade de gerar comportamentos de reciprocidade, pois precisa ser cuidada e não consegue corresponder aos cuidados na mesma intensidade e eficiência.[9,10]

Considera-se que os vínculos formados no serviço de saúde se constituem em novas redes de apoio, tanto entre profissionais e usuários como entre os próprios usuários.[7,8,11] A formação de uma associação de pacientes com doença crônica, emergindo de uma situação de crise, pode propiciar ações de apoio social, com o surgimento de uma rede de novas relações e ajuda mútua. O suporte recebido pelos pacientes amputados por familiares e amigos após a cirurgia mostra-se relevante,[3,5-8,11] destacando-se o suporte familiar como preditor de sucesso no processo de reabilitação e colocação de próteses.[5,8,12,13]

MÉTODO

A pesquisa caracterizou-se por ser descritivo-compreensiva e longitudinal de curta duração, pois visou descrever e compreender as características do processo de amputação no período hospitalar e seis meses após a cirurgia. O delineamento foi longitudinal, realizado em duas etapas: a primeira durante a internação e a segunda no acompanhamento ambulatorial, seis meses após a amputação. A amostra foi não probabilística e intencional, de conveniência.

A pesquisa* foi realizada em um hospital-escola público da região Sul do Brasil. Os participantes** foram três mulheres e cinco homens, com média de idade de 62 anos, internados para cirurgia de amputação de MI (pododáctilos, transmetatarsiana, perna e coxa), atendidos pelo Serviço de Cirurgia Vascular e a equipe multiprofissional (assistente social, nutricionista, psicóloga, enfermagem), no período de 2008 a 2010. Os participantes apresentavam como comorbidades: diabetes, hipertensão arterial, tabagismo, etilismo, doenças cardíacas, insuficiência renal crônica.

PROCEDIMENTO DE COLETA DE DADOS

Aplicou-se o mapa de rede proposto por Sluzki,[1] que possui três círculos divididos em quatro quadrantes, como pode ser observado na Figura 1. O círculo interno representa as relações íntimas, o círculo intermediário, as

---

*Submetida ao Comitê de Ética em Pesquisa com Seres Humanos da Universidade Federal de Santa Catarina (UFSC), conforme Processo 390/07 e Folha de Rosto 170147. Seguiu as normas do Comitê de Ética em Pesquisa com Seres Humanos e Comissão Nacional de Ética em Pesquisa (Conep), seguindo as Resoluções 196/96, 466/12 e 510/16 do Conselho Nacional de Saúde e o Código de Ética Profissional dos Psicólogos.

**Os nomes dos participantes foram omitidos. Visando à privacidade, optou-se pelo uso de siglas para denominar os participantes: "H" para os homens e "M" para as mulheres. As letras foram seguidas por números: H1, 2, 3, 4, 5 e M1, 2, 3.

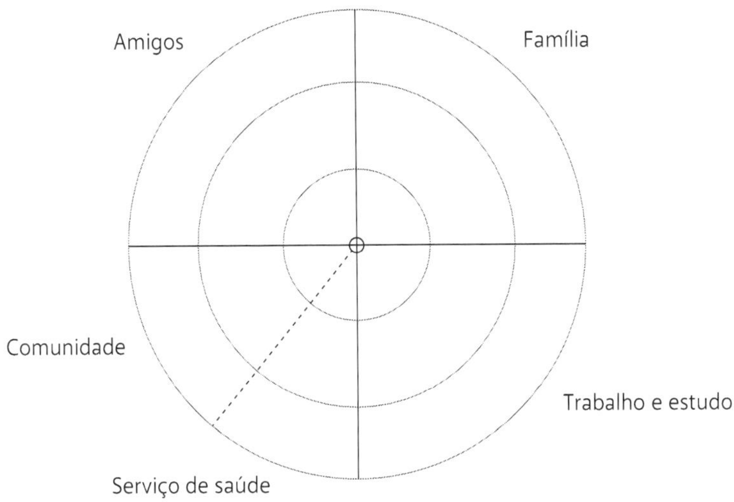

FIGURA 1 Mapa de rede proposto por Sluzki.[1]

relações sociais com menor grau de compromisso, e o círculo externo, as relações ocasionais com pessoas conhecidas. Os quadrantes são divididos em família, amigos, relações de trabalho e estudo e relações na comunidade, incluindo o serviço de saúde. Os participantes citam as pessoas que ofereceram apoio, localizando-as nos diferentes quadrantes e círculos.

A aplicação do mapa[10] ocorreu com a apresentação de seu desenho, explicação sobre o instrumento e solicitação para identificarem as pessoas que os haviam apoiado, o grau de proximidade e a função/tipo de apoio recebido, no período da hospitalização e no processo de amputação. Ao final, mostrava-se o mapa com as anotações para que o completassem, caso houvesse alterações a fazer. A segunda etapa ocorreu seis meses após a cirurgia, no ambulatório hospitalar, ou via telefone. A aplicação do mapa ocorreu de forma similar à etapa anterior, focando nas pessoas que tinham apoiado os pacientes no retorno para casa após a cirurgia.

ANÁLISE DOS DADOS

O mapa de rede foi analisado[10] segundo as categorias preestabelecidas por Sluzki[1] ao definir rede de apoio: sua estrutura (tamanho, composição e distribuição, densidade e dispersão) e funções (apoio emocional, companhia social, ajuda instrumental e de serviços, apoio de informações ou guia cognitivo, ajuda financeira e material, apoio espiritual), adaptadas para este estudo. Os dados da primeira etapa foram comparados aos da segunda etapa nas mesmas categorias.

RESULTADOS

Na categoria Estrutura, os participantes descreveram as características estruturais da rede de apoio, nas suas dimensões de tamanho (número e grupo de pessoas), composição e distribuição (proporção de membros localizada em cada quadrante e círculo), homogeneidade e heterogeneidade (constituição da rede em relação ao gênero), densidade e dispersão (conexão e distância entre os membros).

Na dimensão Tamanho, foram citadas pessoas e grupos de pessoas (p. ex., equipe de saúde, amigos, grupo religioso e comunidade) que foram fontes significativas de apoio. Na primeira etapa, o tamanho médio foi de 12 membros, o valor máximo foi 23, e o mínimo foi seis (σ =10,3); o total foi de 17 grupos de pessoas citados, com média de 2,1, valor máximo de três grupos e mínimo de zero. Na segunda etapa, constatou-se a média de 18 membros, valor máximo de 30 pessoas e o mínimo, oito (σ = 8,2). Os grupos de pessoas permaneceram semelhantes em ambas as etapas, e houve um aumento da média de pessoas no retorno para casa.

Em relação a Composição e distribuição, foi observada a rede de apoio nos seguintes quadrantes: família, amigos, trabalho ou estudo, comunidade e serviços de saúde. Durante a hospitalização (1ª etapa), os participantes indicaram as relações familiares como a maior fonte de apoio, seguidas de serviço de saúde e comunidade, amizades e trabalho. Porém, os grupos de pessoas que ofereceram apoio foram mais citados nos quadrantes dos serviços de saúde e amigos. No retorno para casa, as relações familiares (68 pessoas) permaneceram como a maior fonte de apoio, seguidas pelo serviço de saúde (32 pessoas e 10 grupos), amigos (31 pessoas e 2 grupos), comunidade (13 pessoas e 3 grupos) e trabalho (2 grupos).

A família foi destacada após a alta hospitalar; supõe-se que, ao retornar para casa, o indivíduo necessite intensamente do apoio familiar, ao mesmo tempo que os membros da família podem ter maior disponibilidade e acesso ao membro enfermo (dispersão da rede). Os amigos também foram lembrados com maior frequência no retorno para casa; supõe-se que estar em casa facilite o acesso. Após a alta hospitalar, os profissionais da equipe foram citados de forma nominal, em detrimento do apoio de "toda a equipe", evidenciando a vinculação com profissionais que têm contato contínuo com o usuário, tanto nas unidades básicas quanto na instituição hospitalar.

O quadrante das relações de trabalho foi mencionado em menor quantidade em ambos os momentos, sendo praticamente ausente na segunda etapa. Os aspectos referentes à idade dos participantes e ao momento do ciclo vital podem ter favorecido para que as relações laborais tivessem pouca evidência e efetividade de apoio, visto que os participantes, em sua maioria, estavam aposentados ou afastados em virtude do adoecimento.

A distribuição das redes de apoio na 1ª etapa ocorreu prioritariamente nos círculos de maior intimidade e em ordem crescente nos quadrantes da família, do serviço de saúde, dos amigos e da comunidade. A família teve maior volume numérico de pessoas no círculo interno, assim como foi citada, unanimemente, por todos os participantes. No entanto, alguns participantes (H_4, H_5, M_1, M_2) possuíam a rede centrada unicamente na família, com poucos membros de apoio (de 2 a 4 pessoas), proporcionando pouca flexibilidade e risco de esgotamento desses familiares a longo prazo em situação de adoecimento crônico. O círculo externo foi preenchido de forma mais evidente nos quadrantes da comunidade e dos serviços de saúde, assim como dos "grupos" citados intensamente nas relações com os serviços de saúde, e essas menções estão associadas ao apoio oferecido pela "equipe de profissionais", sem identificar profissionais específicos.

Após a alta hospitalar, o círculo interno foi o de maior concentração das redes de apoio, principalmente da rede familiar, que foi mencionada por todos os participantes dessa etapa. Os serviços de saúde também foram citados por todos, porém distribuídos nos três círculos: o mais interno e o intermediário foram preenchidos por pessoas e grupos de pessoas, e o círculo externo, por pessoas e instituições. As relações na comunidade, na segunda etapa, ficaram restritas aos círculos intermediários e externos, com menor quantidade de pessoas, e foram lembradas apenas por quatro participantes.

As relações de amizade foram referidas por cinco participantes e se localizaram principalmente no círculo interno, porém com menções nos outros dois círculos. Imagina-se que o retorno ao lar traga a imagem de que tudo voltou ao "normal", inclusive no que diz respeito aos amigos, visto que o período de hospitalização é compreendido como um momento de crise relacionado à doença.

Na dimensão Homogeneidade e heterogeneidade, as mulheres tiveram destaque como fonte de apoio dos participantes no hospital e pós-alta, principalmente nas relações familiares. Os homens foram citados na comunidade, no trabalho e como amigos; e, no retorno para casa, a citação de homens teve um aumento significativo nas relações familiares. Ressalta-se que as mulheres eram minoria entre os participantes, e eram maioria como acompanhantes na hospitalização. Os participantes do gênero masculino permaneciam em quartos quádruplos, com o desenvolvimento de relações entre os companheiros (densidade e dispersão), enquanto as mulheres permaneciam em quartos duplos e mostraram-se reservadas no momento do adoecimento. Os grupos de pessoas mais citados, dentre as relações com o Serviço, em geral, referiam-se à equipe de enfermagem, que é prioritariamente feminina. No somatório das pessoas que formam a rede de apoio em todos os quadrantes, nos dois momentos, observa-se que aproximadamente 60% foram constituídos pelo gênero feminino.

Na dimensão Dispersão, que engloba a conexão e a distância entre os membros, no âmbito das relações familiares, os membros citados foram esposas, filhos, irmãos, netos, tios. Nesse sentido, os membros tinham facilidade de acesso entre si. O cônjuge foi citado por todos os participantes casados do sexo masculino, exceto pela participante do sexo feminino. As relações com a comunidade, durante a hospitalização, foram centradas nos outros colegas de internação, facilitando o intercâmbio entre eles e fornecendo uma ajuda diária e mútua.

A falta de conexão e distância com a rede de apoio foi identificada, seja pela distância afetiva, pela falta de interesse pelo adoecimento como um efeito interpessoal aversivo, seja pela dificuldade dos participantes em ativar a rede. Os participantes sentiram falta de apoio de familiares, amigos e do serviço de saúde.

Na categoria Funções da rede, foram descritos os tipos de intercâmbio pessoal desempenhado por cada membro da rede. A categoria subdivide-se nas seguintes dimensões:

- **Apoio emocional:** trocas com atitude emocional positiva, sentimentos de empatia, compreensão, simpatia e apoio. Incluem ações de ligar, visitar, conversar, acompanhar.
- **Companhia social:** realização de atividades em conjunto ou apenas estar junto em situações de pesar e tristeza, compartilhar sentimentos e situações de forma social, sem aprofundamento.
- **Ajuda instrumental e de serviços:** colaboração com o auxílio de conhecimentos específicos, ajuda nas atividades diárias e cotidianas de autocuidado, cuidado da casa, da família, da saúde.
- **Apoio de informações ou guia cognitivo e conselhos:** compartilhamento de informações, sugestões e orientações, de ordem pessoal e social, auxílio

no esclarecimento de expectativas, para lidar ou resolver problemas e definição de modelos de papéis.

- **Ajuda financeira e material:** auxílio com dinheiro, alimentos e materiais.
- **Apoio espiritual:** orações, correntes de orações.

A função de apoio emocional esteve presente em todos os quadrantes em ambas as etapas, tendo destaque as relações familiares, durante e depois do processo de internação. Nas relações de amizade, o apoio emocional foi evidenciado por meio das visitas (no hospital e em casa) e telefonemas. O apoio emocional do Serviço de Saúde foi lembrado, expresso pelo carinho da equipe do hospital como sendo "sua família".

O apoio com função de companhia social teve o maior número de referências pelos participantes durante o período de hospitalização, prioritariamente por outros pacientes e acompanhantes do contexto de internação.

A ajuda instrumental e de serviços foi citada pelos participantes nos diferentes quadrantes. No quadrante das relações com o serviço de saúde, foi unânime considerar o apoio instrumental da equipe em ambas as etapas, citando os profissionais do hospital e, em alguns casos, a equipe da atenção primária, o agente comunitário, o médico e a enfermeira. A equipe hospitalar foi lembrada nas atividades de curativos da enfermagem, no cuidado com a alimentação da nutricionista, na atenção da psicóloga, e houve menções ao serviço de limpeza hospitalar, às copeiras, aos porteiros e aos guardas. A decisão de amputar e o processo de amputação foram compreendidos como uma forma de apoio da equipe, um cuidado especial para preservar a vida.

Todos os participantes afirmaram receber essa função de apoio instrumental dos familiares. No retorno para casa, o cuidado diário exigiu a maior dedicação dos familiares, amigos e comunidade, diferentemente do período de hospitalização, em que ficaram aos cuidados da equipe de saúde. Os retornos para as consultas ambulatoriais também exigiram uma reorganização familiar para transportar o participante amputado.

Durante a hospitalização, o apoio com função informacional ou guia cognitivo e conselhos foi exclusivo do serviço de saúde (5/8 participantes) e no retorno para casa ampliou para: família (1/8), comunidade (1/8) e serviços de saúde (6/8).

A função de apoio material e financeiro na internação foi citada nos quadrantes família (2/8), serviço de saúde (3/8), comunidade e amigos (1/8 cada). Esse tipo de apoio foi traduzido em auxílio na compra de remédios, pagamento de contas, doações de alimentos e materiais para os curativos (gaze, faixa, pomadas). Em casa, todos os participantes afirmaram receber esse tipo de apoio das relações familiares, sendo fundamental para o pagamento de contas, a aquisição de medicações, muletas e materiais para os curativos, além do recebimento de alimentos.

A função de apoio espiritual foi mencionada nas relações familiares e amizades durante a hospitalização, e apenas um participante citou após o retorno para casa, pois pertencia a um grupo religioso. Os participantes mencionaram as correntes de oração que foram feitas para eles no período de internação, talvez pelo fato de o momento ser considerado crítico e a amputação ser recente.

DISCUSSÃO

Este capítulo investigou as redes de apoio familiar ampliadas, rede social e institucional, de pacientes submetidos à amputação de membros no período de hospitalização e após a alta. A família foi a principal fonte de suporte durante a hospitalização e em casa, o que corrobora a literatura.[2,5-8] Os casos de escasso auxílio oferecido pela família indicaram vínculos familiares prévios conflituosos e distantes, que, com o advento da hospitalização e amputação, geraram distanciamento crescente e rupturas com membros do grupo familiar.[5,7]

O tamanho da rede de apoio dos participantes foi semelhante ao do estudo com pessoas amputadas.[5] A distribuição da rede de apoio foi constituída prioritariamente pelas relações familiares, seguidas de serviço de saúde, amigos e comunidade. Destaca-se, nesse aspecto, o escasso das relações de trabalho ou estudo. Pode-se supor que a diminuição das relações de trabalho ocorre em virtude de aposentadoria e afastamento por saúde, e as relações na comunidade ficam mais frequentes e numerosas.[9]

Todos os participantes identificaram receber a função de apoio emocional de suas "relações de intimidade", especialmente os membros da família, corroborando outros estudos.[1,5-9] A família proporciona a interdependência entre seus membros por meio do componente afetivo de suas relações, que gera a estabilidade e a coesão derivadas do apego entre os membros, inclusive em situações de perdas e luto.[4]

No período da hospitalização, a família participou dos cuidados com a equipe de saúde, evidenciando o apoio emocional fornecido, ao passo que, no retorno para o lar, ampliaram-se as necessidades dos participantes nas formas de oferecer apoio dos membros da família. No retorno para casa, houve aumento da participação no processo de cuidado e na provisão de recursos por parte dos familiares e, concomitantemente, destacaram-se as funções de apoio instrumental e apoio financeiro/material. As modificações nas necessidades dos participantes em receber apoio e as transformações no oferecimento de tipos de apoio diferentes, entre as etapas, confirmaram que as relações familiares possuem funções multifacetadas e multidimensionais.[6,8] Nos casos em que a distribuição dos membros da família que ofereceram apoio está circunscrita aos círculos internos com a presença de apenas dois ou três membros, corre-se o risco de esgotamento e sobrecarga dos familiares cuidadores.[1,10]

Os serviços de saúde como fonte de apoio mostraram-se significativos. Durante a hospitalização, as relações com a equipe de saúde, com os outros pacientes e acompanhantes passam a ser para os pacientes as suas relações interpessoais imediatas. O hospital passa a ser considerado como uma "nova casa", e a equipe de saúde passa a ser percebida como "uma nova família", que deixa saudade quando os pacientes retornam para casa em virtude do apoio recebido nesse período. A vulnerabilidade do adoecimento e o processo de amputação possibilitam a busca de apoio em diferentes fontes,[4] incluindo as relações formadas nos serviços de saúde, dentro do hospital e na comunidade.[8,11]

A situação de internação, apesar de ser um momento de crise, proporciona a reestruturação de novas redes de relações sociais, favorece a formação e o estreitamento de relações e a ajuda mútua.[8,9,11] Os provedores de apoio mais efetivos podem ser as pessoas em situações análogas ou que passaram pela mesma situação de crise e estresse, pois as necessidades físicas e emocionais assemelham-se às de outros pacientes e acompanhantes, que ofereceram companhia social, apoio emocional, instrumental e material.[8,11,13]

As mulheres foram as principais na fonte de apoio entre todos os participantes, independentemente do gênero do paciente amputado. Os homens receberam apoio de suas esposas (e ex-mulheres), filhas, noras e netas, e as mulheres receberam apoio de irmãs, filhas, primas, amigas e vizinhas. A busca por mulheres em situações de necessidade emocional ocorre com maior frequência, assim como pertence ao feminino a responsabilidade pela saúde do marido, dos filhos e da família, evidenciando raízes históricas entre os aspectos de gênero e saúde e reforçando o papel da mulher como cuidadora.[14]

As funções dos apoios foram focadas principalmente na função emocional, com ênfase na família. O processo de hospitalização e amputação aumenta a necessidade de apoio emocional em virtude da fragilidade, vulnerabilidade e de repercussões psicológicas.[3-5,13] A função instrumental foi identificada nas relações com os serviços de saúde, evidenciada na decisão de amputar como uma forma de preservar a vida. Os participantes lembravam-se das comunicações sobre a amputação e até mesmo do momento da cirurgia em diálogos com os médicos, compreendendo os fatos como uma forma de cuidado e atenção especiais e, até mesmo, como preservação de parte do membro amputado.[13]

O processo de amputação associado ao adoecimento crônico (diabetes, hipertensão) amplia a dependência de cuidados instrumentais, em razão da necessidade de auxílio nas atividades diárias, com perda de autonomia e privacidade nas atividades de autocuidado.[2,8] O apoio instrumental oferecido pelos profissionais foi relatado por todos os participantes durante a hospitalização, e, no retorno para casa, alguns relataram o apoio dos profissionais do posto de saúde, ao realizarem os curativos diários.

A família teve grande destaque na função instrumental no retorno para casa, confirmando outros estudos com amputados,[6,8] indicando a necessidade de as famílias terem flexibilidade e recursos internos para lidarem com o adoecimento e a amputação.[3,8,14]

O apoio material e financeiro intensificou-se na volta para casa, pelo uso de materiais relativos ao tratamento, como gaze, faixa, muletas e até mesmo alimentos, assim como a ajuda financeira para comprar medicações e comida. A família mostrou-se fundamental nessa forma de apoio, ratificando que o retorno para casa exige maiores funções do sistema familiar, pelas novas configurações de papéis entre os membros da família e as necessidades após a amputação.[8]

As relações familiares, de amizade e da comunidade foram significativas ao fornecerem suporte material e financeiro. Essa forma de auxílio favoreceu o processo de adaptação ao retorno para casa. A perda de autonomia aumenta o grau de dependência física e financeira. Os fornecedores dessa forma de auxílio pertenciam aos círculos interno, intermediário e externo, evidenciando a possibilidade de receber essa forma de auxílio nas diferentes relações pessoais, assim como a importância da organização comunitária para a produção de bem-estar de seus membros.[12]

No entanto, essa forma de apoio oferecida pelas instituições (prefeituras e Atenção Primária à Saúde – APS) localizou-se no círculo interno e no externo, indicando que, para alguns participantes, as instituições de saúde eram próximas ou distantes. Observou-se a diferença significativa nas relações com a APS: enquanto alguns foram muito bem lembrados como fonte de apoio, outros não, sendo considerados como instituições sem condições de apoio.

Pela citação de "grupos" nos serviços de saúde, pode-se supor que os usuários ficaram com receio de citar nomes e não serem gratos a todos os profissionais que os atenderam, preferindo assim se referir ao grupo como um todo. Por outro lado, evidencia-se a falta de vinculação com os profissionais que os atenderam, talvez em virtude da rotatividade da equipe de saúde, gerando uma lacuna no atendimento personalizado e humanizado ao usuário.

O apoio espiritual no período cirúrgico mostrou-se relevante para a recuperação do paciente, visto que a fé pode ser benéfica como suporte nos momentos de crise.[12] O apoio espiritual foi mencionado pelos participantes principalmente durante a hospitalização, que constitui o momento de crise. As orações dos familiares, amigos e da comunidade concretizaram o suporte daqueles que estavam distantes do hospital, bem como as correntes de orações realizadas pelos integrantes da rede de apoio, as quais configuraram redes invisíveis e sólidas de suporte.[1,5,8,12]

O apoio informativo foi realizado prioritariamente pelo serviço de saúde. A necessidade de compreender o tratamento e os procedimentos cirúrgicos durante o período de hospitalização e após a alta mantém-se visível nessa forma de suporte, confirmando que a comunicação da equipe com o paciente e sua família intensifica a relação de confiança e aceitação do tratamento e da cirurgia.[8,13]

A função da companhia social da comunidade se constituiu principalmente entre os pares, outros pacientes e seus acompanhantes. O estar junto no quarto de internação, podendo dialogar sobre as experiências de adoecimento e amputação, além de realizar atividades conjuntas no hospital, ofereceu a sensação de apoio e conforto ao paciente.[1,11]

Estudar a rede de apoio dos pacientes que foram submetidos à amputação no momento da hospitalização e após a alta hospitalar mostrou-se relevante para compreender a extensão dos cuidados familiares, sociais e institucionais. As adaptações psicossociais do paciente e sua rede de apoio transformam-se no decorrer do tempo, modificando sua estrutura e suas funções. Neste estudo, foi verificado o aumento da rede de apoio e a ampliação de suas funções no retorno para casa. Sugere-se a realização de novas pesquisas com essa população, acompanhando as transformações da rede de apoio longitudinalmente.

CONSIDERAÇÕES FINAIS

O presente capítulo analisou a rede de apoio de pacientes submetidos à amputação de membros inferiores, destacando a importância das relações familiares, sociais e institucionais no enfrentamento desse processo. Observou-se que a família é a principal fonte de suporte tanto durante a hospitalização quanto após a alta, desempenhando um papel essencial para o apoio emocional, instrumental e material. O suporte oferecido pelos serviços de saúde, especialmente no período hospitalar, também foi relevante, reforçando a necessidade de um atendimento multiprofissional humanizado. Além disso, verificou-se que a vulnerabilidade decorrente da amputação pode intensificar o isolamento social, tornando fundamental o fortalecimento das redes de apoio para a reabilitação e a qualidade de vida dos pacientes. Os achados ressaltam a necessidade de políticas e intervenções voltadas à ampliação e à qualificação das redes de suporte, promovendo estratégias para minimizar os impactos psicossociais da amputação e favorecer a adaptação e o bem-estar das pessoas afetadas.

REFERÊNCIAS

1. Sluzki CE. A rede social na prática sistêmica: alternativas terapêuticas. 3. ed. São Paulo: Casa do Psicólogo; 2006.
2. Taher M, Abredari H, Karimy M, Rahmati M, Atarod M, Azarpira H. The assessment of social support and self-care requisites for preventing diabetic foot ulcer in diabetic foot patients. J Educ Community Health. 2017;2(4):34-40.
3. Gabarra LM, Crepaldi MA. Aspectos psicológicos da cirurgia de amputação. Aletheia [Internet]. 2009 jul/dez [citado 30 jan. 2025](30):59-72. Disponível em: https://pepsic.bvsalud.org/scielo.php?script=sci_arttext&pid=S1413-03942009000200006&lng=pt&tlng=.
4. Parkes CM. Luto estudos sobre a perda na vida adulta. São Paulo: Summus; 1998.
5. Horgan O, MacLachlan M. Psychosocial adjustment to lower-limb amputation: a review. Disabil Rehabil. 2004;26(14-15):837-50.
6. de Resende MC, da Cunha CPB, Silva AP, de Sousa SJ. Rede de relações e satisfação com a vida em pessoas com amputação de membros. Cien Cogn [Internet]. 2011 [citado 30 jan. 2025];100. Disponível em: http://revista.cienciasecognicao.org/index.php/cec/article/view/616.
7. Unwin J, Kacperek L, Clarke C. A prospective study of positive adjustment to lower limb amputation. Clin Rehabil. 2009;23(11):1044-50.
8. Valizadeh S, Dadkhah B, Mohammadi E, Hassankhani H. The perception of trauma patients from social support in adjustment to lower-limb amputation: a qualitative study. Indian J Palliat Care. 2014;20(3):229.
9. Andrade GRB, Vaitsman J. Apoio social e redes: conectando solidariedade e saúde. Ciênc Saúde Coletiva. 2002;7(4):925-34.
10. Meneses MPR, Sarriera JC. Redes sociais na investigação psicossocial. Aletheia [Internet]. 2005 [citado 30 jan. 2025];(21):53-67. Disponível em: https://pepsic.bvsalud.org/scielo.php?script=sci_arttext&pid=S1413-03942005000100006.
11. Moré CLOO, Crepaldi MA. O mapa de rede social significativa como instrumento de investigação no contexto da pesquisa qualitativa. NPS [Internet]. 2012 [citado 30 jan.

2025];21(43):84-98. Disponível em: https://www.revistanps.com.br/nps/article/view/265.
12. Costa-Parke A, Di Lella AM, Walker A, Verweel L, MacKay C. Peer support for individuals with major limb loss: a scoping review. Can Prosthet Orthot J. 2023;6(1):42170.
13. Fitzpatrick MC. The psychologic assessment and psychosocial recovery of the patient with an amputation. Clin Orthop Relat Res. 1999;(361):98-107.
14. Renk VE, Buziquia SP, Bordini ASJ. Mulheres cuidadoras em ambiente familiar: a internalização da ética do cuidado. Cad Saúde Colet. 2022;30(3):416-23.

4

Intervenções ambulatoriais para ansiedade a partir do modelo transteórico

Carlyane da Silva Zolet
Daniel Lima Fonseca
Janari da Silva Pedroso

RESUMO

A ansiedade é um fenômeno que afeta diretamente milhões de pessoas em todo o mundo. No Brasil, foi registrada a maior taxa global desse transtorno em 2017, o que destacou a gravidade de tal transtorno. Diante dessa situação, é essencial explorar novas abordagens para enfrentar essa crescente crise na área da saúde mental. Assim, este capítulo tem como objetivo apresentar o desenvolvimento e a implementação de um protocolo de intervenção fundamentado no modelo transteórico de mudança de comportamento (MTT), combinado com psicoterapia breve, destinado a pacientes adultos diagnosticados com ansiedade. A eficácia da intervenção será avaliada por meio de um ensaio clínico randomizado com 40 participantes. O MTT é um modelo que integra diversos estudos da área e aborda a mudança de comportamento como uma progressão que perpassa cinco estágios, em conjunto com diversos processos de mudança. Esse modelo, desenvolvido por Prochaska e DiClemente, possui evidências de aplicabilidade em diferentes contextos e modalidades de intervenção como a psicoterapia breve, adotada neste capítulo, por sua realização em um período mais curto e seu enfoque em uma demanda específica.

INTRODUÇÃO

Ansiedade

A ansiedade é um fenômeno complexo que afeta milhões de pessoas em todo o mundo, com implicações significativas para a saúde mental e o bem-estar. De acordo com a Organização Mundial da Saúde (OMS), em 2017 o país apresentou a maior taxa global de ansiedade, o que destaca a magnitude desse problema.[1] Em sua essência, a ansiedade pode ser compreendida como uma resposta adaptativa de organismos a situações percebidas ou interpretadas como ameaçadoras.[2] No entanto, quando essa resposta se torna excessiva, persistente e começa a interferir nas atividades diárias, pode evoluir para uma doença na forma de transtornos de ansiedade.

Do ponto de vista neurobiológico, a ansiedade está associada a disfunções em diversas regiões cerebrais específicas, como amígdala, córtex pré-frontal e hipotálamo. A amígdala, uma das regiões cerebrais mais estudadas no contexto da ansiedade, desempenha um papel central na detecção e no processamento de estímulos emocionalmente carregados, especialmente aqueles associados ao medo e à ameaça.[3] Isso gera várias respostas que visam preparar o corpo para lidar com situações percebidas como perigosas. No entanto, em casos de ansiedade crônica ou de seus transtornos, tal ativação pode ser exacerbada ou desencadeada por estímulos que não representam uma ameaça real, o que leva a sintomas físicos e emocionais associados à ansiedade patológica.[4]

Os transtornos de ansiedade são influenciados por uma combinação de fatores genéticos, ambientais e neurobiológicos, e a manifestação dos sintomas pode variar amplamente conforme o transtorno específico.[2] Apesar da disponibilidade de tratamentos psicológicos e medicamentos eficazes para os transtornos de ansiedade, muitas pessoas afetadas não procuram ajuda especializada, e, mesmo entre aqueles que buscam, muitos não recebem um diagnóstico preciso ou não têm acesso a tratamentos verdadeiramente eficazes.[5]

Diante dessa situação, a psicoterapia breve surge como uma opção valiosa ao se basear em características principais, como o tempo mais curto que o tradicional e o foco em uma única demanda.[6] Além disso, o MTT, quando utilizado em conjunto com a terapia breve, oferece uma estrutura sólida para integrar diversas estratégias terapêuticas de modo a não apenas melhorar a adesão e a eficiência dos tratamentos, mas também ampliar o acesso a intervenções adequadas e assim promover resultados mais favoráveis na gestão dos transtornos de ansiedade.[7]

Modelo transteórico

O modelo transteórico, desenvolvido por James Prochaska e Carlo DiClemente na década de 1980, é amplamente utilizado em diversas áreas, como saúde pública, psicologia clínica e programas de prevenção de doenças, para descrever os processos de mudança de comportamento.[8] O termo "transteórico" faz referência à integração de informações presentes em diferentes teorias da psicologia ao reconhecer que nenhuma teoria isolada pode contemplar todas as complexidades envolvidas no estabelecimento e na alteração de comportamentos.[9]

Com tal integração, os autores trabalham com a ideia de que a mudança é um processo dinâmico que ocorre à medida em que indivíduos avançam por estágios distintos. Nesse sentido, o MTT abrange três componentes principais: estágios de mudança, processos de mudança e indicadores de mudança.[8] Essas dimensões são empregadas para avaliar o nível de prontidão à mudança e para auxiliar o indivíduo quanto à adoção de estratégias mais eficazes para si.[9]

Desse modo, os estágios de mudança são cinco fases pelas quais os indivíduos avançam durante suas jornadas de mudança. De acordo com Prochaska e Velicer,[8] dividem-se em:

1. **Pré-contemplação:** momento em que ainda não se percebem comportamentos problemáticos ou patológicos.
2. **Contemplação:** momento em que já se percebem os riscos de seus comportamentos, mas ainda existe ambivalência entre prós e contras da possível mudança.
3. **Preparação:** momento em que a intenção de mudar é mais presente e dá-se início à criação de um plano de ação.
4. **Ação:** momento em que a efetiva modificação de comportamentos é iniciada.
5. **Manutenção:** momento em que o foco se dá sobre a permanência dos novos hábitos adquiridos ao longo de todo o percurso.

Além dos estágios, o MTT utiliza-se dos processos de mudança – vivências e práticas adotadas para avançar entre estágios, modificar pensamentos, relacionamentos e comportamentos desafiadores.[7] Os processos de mudança são divididos em:

- Ampliação da consciência.
- Alívio emocional.
- Reavaliação circundante.
- Deliberação social.
- Autorreavaliação.

- Relações de ajuda.
- Controle de estímulo.
- Contracondicionamento.
- Gerenciamento de reforço.
- Autodeliberação.[7]

Esses impulsionadores da mudança são subdivididos em dois grupos: processos experienciais – característicos dos estágios iniciais, que envolvem pensamentos, sentimentos e experiências relacionados ao comportamento-problema – e processos comportamentais – característicos dos estágios finais, os quais envolvem mudanças diretas no comportamento observável.[7]

Outro elemento fundamental do modelo transteórico está presente nos indicadores de mudança: equilíbrio decisório e autoeficácia. O equilíbrio decisório refere-se à ponderação entre benefícios e desafios da mudança, o que engloba aspectos como tomada de decisão, avaliação do desafio, levantamento e ponderação de alternativas, deliberação sobre compromisso e adesão.[10] A autoeficácia representa a confiança específica do indivíduo quanto a sua capacidade de lidar com diferentes situações de vida e desempenha um papel crucial na forma como as pessoas interagem com seu ambiente e gerenciam suas próprias ações e emoções.[11]

Dessa forma, o MTT traz diversas contribuições que modificam modelos tradicionais de intervenção, visto que a maioria das comunidades em situação de risco tende a ainda não estar pronta para agir em estágios avançados de preparação e, dessa forma, não consegue obter o máximo de ganhos dentro de programas de prevenção tradicionais que se concentram em maior parte durante a fase de ação.[8] Assim, a natureza integrativa do modelo e os dados empíricos que comprovam sua eficácia evidenciam a viabilidade de sua aplicação em diversos transtornos.

MATERIAIS E MÉTODOS

A intervenção proposta busca a alteração de aspectos cognitivos e comportamentais referentes à ansiedade. Sua estrutura está apoiada em trabalhos anteriores, na forma de um manual para o tratamento de casos de abuso de substâncias[9] e de um protocolo adaptado desse material, para o tratamento de casos de síndrome metabólica.[7]

A proposta contém técnicas específicas e apropriadas para cada um dos estágios de mudança, todavia tal aplicação visa apenas ao primeiro estágio, de pré-contemplação, em um período de dois meses (8 semanas). Para tanto, a intervenção propõe a utilização de atividades baseadas nas estratégias de psicoeducação para a elevação da consciência, relaxamento muscular progressivo para o alívio emocional, automonitoramento para a identificação de aspectos pessoais, terapia de aceitação e compromisso (TAC) para a reavaliação dos aspectos pessoais identificados e escala de vantagens e desvantagens para a percepção das consequências da mudança. Ademais, também foram selecionadas as ferramentas escala de estágios de mudança (EEM) e escala de depressão, ansiedade e estresse (DASS-21), para a mensuração das variáveis de interesse.

As atividades referentes às duas primeiras semanas de intervenção estão baseadas na terapia cognitivo-comportamental (TCC) e têm como objetivo que os participantes obtenham melhor compreensão do próprio funcionamento cognitivo. Assim, as tarefas propostas constituem sessões de exposição sobre o modelo utilizado e sobre conceitos básicos dos transtornos de ansiedade mais comuns, com exercícios para a fixação dos assuntos trabalhados.[9]

Técnicas de relaxamento muscular progressivo, aplicadas na 3ª e 4ª semanas de intervenção, são comumente utilizadas para o alívio de sintomas de ansiedade e estresse. Essa prática permite a elevação da consciência corporal e, dessa forma, também demonstra efeitos sobre o estado emocional do indivíduo.[12]

O automonitoramento, outra técnica originada na TCC, é utilizado na 5ª e 6ª semanas com o objetivo de sistematizar comportamentos e ocorrências ambientais relacionados a eles por meio de seu registro, considerando sua efetividade sobre transtornos de ansiedade. Ademais, a capacidade terapêutica dessa prática vai para além dos conteúdos registrados, visto que o ato de registro em si já apresenta tal qualidade.[13]

A TAC, referente à 7ª semana, propõe a elaboração de formas mais saudáveis para lidar com sentimentos e pensamentos inevitáveis, de modo a gerar comportamentos mais congruentes com os valores do indivíduo, o que também permite o esclarecimento de tais valores para o participante e, dessa forma, oferece aumento da flexibilidade psicológica para lidar melhor com problemas.[14]

A escala de vantagens e desvantagens consiste no registro de pontos positivos e negativos que o indivíduo compreenda como consequências de sua mudança. Por meio dessa prática, é possível visualizar os impactos que serão causados pela alteração do comportamento problema e, assim, melhor evidenciar o processo de tomada de decisões para o participante. A estrutura de atividades descrita anteriormente está organizada na Tabela 1.

TABELA 1 Intervenção para o estágio de pré-contemplação

1º estágio (pré-contemplação)	Processo(s) de mudança utilizado(s)	Objetivo(s) da atividade	Estratégia(s)
Semana 1	Ampliação da consciência	Informar noções básicas sobre o modelo transteórico	Psicoeducação
Semana 2	Ampliação da consciência e autorreavaliação	Informar noções básicas sobre transtornos de ansiedade e como se manifestam no cotidiano	Psicoeducação
Semana 3	Ampliação da consciência e autorreavaliação	Reconhecer efeitos da ansiedade sobre o corpo e proporcionar relaxamento	Relaxamento muscular progressivo
Semana 4	Ampliação da consciência e autorreavaliação	Reconhecer efeitos da ansiedade sobre o corpo e proporcionar relaxamento	Relaxamento muscular progressivo
Semana 5	Autorreavaliação e alívio emocional	Identificar as próprias preocupações (e de outros) sobre seus comportamentos	Automonitoramento e folheto "Who is concerned?"
Semana 6	Autorreavaliação e alívio emocional	Identificar os próprios papéis e relacionamentos, assim como os impactos de seus comportamentos sobre eles	Automonitoramento e folhetos "My relationships" e "What hats do I wear?"
Semana 7	Autorreavaliação e alívio emocional	Identificar e reavaliar os próprios valores para dar início ao processo de aceitação deles	Terapia de aceitação e compromisso e folhetos "My values" e "Considering my values"
Semana 8	Equilíbrio decisório, autorreavaliação e reavaliação circundante	Identificar pontos positivos e negativos quanto à alteração do comportamento	Escala de vantagens e desvantagens

Nota: estrutura de intervenção elaborada pelos autores.

DISCUSSÃO

Segundo a OMS, o alto índice de pessoas com transtornos de ansiedade no cenário global e brasileiro, além de estudos que destacam os impactos psicológicos a longo prazo da quarentena realizada durante a pandemia de Covid-19, mostra a evidente importância de projetos que promovam mecanismos eficazes de saúde mental.

Nesse contexto, o projeto de intervenção proposto oferece tratamentos eficientes, de curta duração e menor custo, para facilitar o acesso de pacientes e fornecer alívio significativo dos sintomas sem os custos associados a terapias de longo prazo. A eficácia do tratamento é potencializada pela capacidade de o modelo transteórico ser adaptado a diferentes contextos e necessidades individuais, o que permite adaptar as intervenções ao estágio de cada paciente e, dessa maneira, melhorar os resultados obtidos com o tratamento.[15]

Além disso, a utilização de estratégias comprovadas, como psicoeducação, relaxamento muscular progressivo, automonitoramento e terapia de aceitação e compromisso, proporciona uma base sólida para o alívio dos sintomas de ansiedade e a promoção de uma melhor qualidade de vida.[9] Além disso, as psicoterapias breves, assim como o modelo transteórico, incentivam a participação ativa dos pacientes e estimulam a autonomia no processo de mudança do indivíduo, o que, por sua vez, torna os resultados mais duradouros e diminui as chances da ocorrência de recaídas.

CONSIDERAÇÕES FINAIS

Com base nas informações discutidas, a intervenção proposta visa alcançar soluções emergentes para tratar a crescente crise na área da saúde mental. O objetivo é conseguir adaptar melhor os tratamentos para transtornos de ansiedade à realidade dos pacientes atendidos, tornando-os mais eficazes. Para isso, todos os métodos empregados buscam promover a autonomia do indivíduo em seu processo de mudança, ao mesmo tempo que se esforçam para ampliar o acesso a tais ferramentas terapêuticas para aqueles que não teriam condições de manter uma psicoterapia a longo prazo. Dessa forma, o projeto não visa apenas à melhora da eficácia de tratamentos, mas também à democratização do acesso aos cuidados em saúde mental ao beneficiar o maior número de pessoas possível.

REFERÊNCIAS

1. World Health Organization (WHO). Depression and other common mental disorders [Internet]. Geneva: WHO; 2017 [citado 31 jan. 2025]. Disponível em: https://apps.who.int/iris/bitstream/handle/10665/254610/WHO-MSD-MER-2017.2-eng.pdf.
2. Penninx BW, Pine DS, Holmes EA, Reif A. Anxiety disorders. Lancet. 2021;397(10277):914-27.
3. Davis M, Walker DL, Miles L, Grillon C. Phasic vs sustained fear in rats and humans: role of the extended amygdala in fear vs anxiety. Neuropsychopharmacology. 2010;35(1):105-35.
4. Etkin A, Wager TD. Functional neuroimaging of anxiety: a meta-analysis of emotional processing in PTSD, social anxiety disorder, and specific phobia. Am J Psychiatry. 2007;164(10):1476-88.
5. Bandelow B, Michaelis S. Epidemiology of anxiety disorders in the 21st century. Dialogues Clin Neurosci. 2015;17(3):327-35.
6. Almeida RA. Possibilidades de utilização da psicoterapia breve em hospital geral. Rev Soc Bras Psicologia Hospitalar. 2010;13(1):94-106.
7. Ludwig MWB, Dutra NS, Boff RM, Feoli AMP, Gustavo AS, Macagnan FE, Oliveira MS. Protocolo de intervenção baseada no modelo transteórico de mudança de comportamento para síndrome metabólica. Psicologia: Teoria e Pesquisa. 2021;37.
8. Prochaska JO, Velicer WF. The transtheoretical model of health behavior change. Am J Health Promot. 1997;12:38-48.
9. Velasquez MM, Mauer GG, Crouch C, DiClemente CC. Group treatment for substance abuse: a stages-of-change therapy manual. New York: The Guilford Press; 2016.
10. Janis IL, Mann L. Decision making: a psychological analysis of conflict, choice and commitment. London: Cassel & Collier Macmilian; 1977.
11. Bandura A. Self-efficacy mechanism in human agency. Am Psychol. 1982;37:122-47.
12. Bezerra BR, Ibiapina ARS, Costa APC, Júnior JSA, Silva RA, Campelo LLC, et al. Terapia de relaxamento muscular de Jacobson em pessoas com ansiedade: revisão integrativa. Rev Eletrônica Acervo Saúde. 2020;(51).
13. Del Prette A, Del Prette ZAP. Psicologia das relações interpessoais: vivências para o trabalho em grupo. Petrópolis: Vozes; 2001.
14. Dindo L, Van Liew JR, Arch JJ. Acceptance and commitment therapy: a transdiagnostic behavioral intervention for mental health and medical conditions. Neurotherapeutics. 2017;14(3):546-53.
15. Norcross JC, Krebs PM, Prochaska JO. Stages of change. J Clin Psychol. 2011;67:143-54.

5

O uso de metáfora na terapia cognitivo-comportamental aplicada ao transtorno por uso de substâncias

Claudia Cristina de Oliveira Camargo
Darianne Lima da Silva

RESUMO

O capítulo explora o uso de metáforas na terapia cognitivo-comportamental (TCC) aplicada ao transtorno por uso de substâncias (TUS), destacando uma experiência realizada em uma enfermaria psiquiátrica de São Paulo. A intervenção consistiu em sessões grupais utilizando música popular brasileira para estimular a auto-observação, o compromisso com mudanças comportamentais e a compreensão dos impactos do uso de substâncias. As metáforas facilitaram o acesso a temas sensíveis, promovendo reflexões sobre perdas, impacto nas relações e a necessidade de mudança. Os resultados indicaram aumento da conscientização, motivação para mudança e desenvolvimento de estratégias para prevenir recaídas. A abordagem mostrou-se eficaz ao diminuir resistências e estimular o autoconhecimento, proporcionando maior adesão ao tratamento. O capítulo conclui que o uso de metáforas é um recurso promissor para tratar dependência química, embora sejam necessários estudos adicionais para validar sua eficácia em intervenções grupais.

INTRODUÇÃO

A dependência química é uma condição complexa e multifatorial que afeta milhões de pessoas em todo o mundo. Além dos impactos individuais, suas consequências se estendem às relações familiares, ao ambiente social e à sociedade como um todo. O transtorno por uso de substâncias (TUS) demanda abordagens terapêuticas eficazes para a reabilitação e a prevenção de recaídas, sendo a terapia cognitivo-comportamental (TCC) uma das estratégias mais utilizadas e validadas cientificamente.

A TCC busca reestruturar padrões disfuncionais de pensamento e comportamento, auxiliando os pacientes a desenvolverem estratégias para lidar com os gatilhos do consumo. No contexto do tratamento da dependência química, o uso de metáforas tem se mostrado um recurso inovador, facilitando a comunicação de aspectos sensíveis e promovendo maior engajamento na terapia.

CARACTERIZAÇÃO DO TRANSTORNO POR USO DE SUBSTÂNCIAS

O transtorno por uso de substâncias (TUS) é um problema de saúde pública. Trata-se de uma doença, crônica e complexa, que demanda grande estrutura social para articular os cuidados tanto do usuário quanto de sua família. Foi observado um aumento considerável do uso de substâncias psicoativas entre os anos 2011 e 2021, passando de 240 milhões de pessoas usuárias para 296 milhões. A pesquisa também identificou que o acesso a tratamentos para drogadição é baixo: menos de 20% das pessoas com transtornos relacionados ao uso de drogas recebem algum tipo de acompanhamento.[1]

Os transtornos por uso de substâncias são caracterizados por um padrão problemático de consumo que leva a prejuízos clinicamente significativos, conforme indicado por dois ou mais dentre 11 critérios diagnósticos definidos, manifestos nos últimos 12 meses, sendo estes:

- Quantidades maiores ou períodos mais longos que o pretendido.
- Desejo persistente ou esforços fracassados em interromper ou controlar o uso.
- Grande quantidade de tempo gasto no uso.
- Fissura.
- Fracasso em cumprir obrigações no trabalho, na escola ou em casa.
- Uso continuado, apesar de problemas interpessoais recorrentes resultantes do uso.
- Atividades importantes abandonadas no trabalho, na escola ou em casa para que esse tempo possa ser gasto no uso.
- Uso recorrente em situações fisicamente perigosas.
- Uso continuado apesar do conhecimento de que problemas físicos ou psicológicos são causados ou agravados.
- Tolerância.
- Abstinência.[2]

No Brasil, os dados mais recentes revelaram que, no ano de 2015, aproximadamente 102 milhões de pessoas, com idades entre 12 e 65 anos, consumiram bebidas alcoólicas ao menos uma vez na vida, 66 milhões consumiram nos últimos 12 meses e 46 milhões haviam consumido nos últimos 30 dias.[3] Dados mundiais apontam que, em relação às mortes associadas ao uso de substâncias, mais de 3 milhões de pessoas morreram em decorrência do uso nocivo de álcool em 2016. Em todo o mundo, o uso prejudicial de álcool se mostra associado a mais de 5% da carga global de doença.[4]

Por se tratar de um problema complexo, é necessária uma avaliação minuciosa do impacto do uso da substância nas diversas áreas da vida do sujeito. Isso influenciará na determinação do tratamento adequado, que pode incluir intervenções medicamentosas, psicossociais, grupos de autoajuda, e por fim, internações em comunidades terapêuticas ou em unidades hospitalares e clínicas especializadas. De maneira geral, o tratamento para o TUS é centrado na resolução dos problemas cotidianos do usuário por meio das intervenções multidisciplinares que visam inicialmente à abstinência e finalmente à reinserção psicossocial.

ABORDAGEM PSICOLÓGICA DOS TRANSTORNOS POR USO DE SUBSTÂNCIAS

Para o tratamento do TUS, deve-se considerar a associação de várias abordagens, que orientem um plano de tratamento, como: psicoterapia, monitoramento do consumo de substância, equipe multidisciplinar e estrutura de apoio para os problemas psicossociais.[5] A internação é uma modalidade de tratamento que visa promover a abstinência, quando a tentativa em ambulatório falha. A abstinência é necessária para promover estabilização física e mental e possibilitar o engajamento no processo de mudança comportamental do paciente. De acordo com Duailibi e Ribeiro,[6] na internação é possível sensibilizar os pacientes para os problemas resultantes do uso de substância e motivá-los a prosseguir com o tratamento em ambientes de menor complexidade, como na modalidade ambulatorial.

A literatura aponta a terapia cognitivo-comportamental (TCC) como modelo de terapia psicológica mais efetivo para o tratamento do TUS. A TCC, desenvolvida por Aaron Beck, é uma abordagem que tem como finalidade a reestruturação cognitiva, por meio da identificação e avaliação de pensamentos e crenças disfuncionais. Caracteriza-se como estruturada, voltada à resolução dos problemas atuais e ao estabelecimento de metas e objetivos, necessitando da colaboração e participação ativa do terapeuta e do paciente.[7] Para promover o compromisso com a mudança comportamental, são apropriadas as intervenções combinadas de TCC e entrevista motivacional (EM).

A EM é uma técnica terapêutica que preconiza o estilo do terapeuta como um recurso terapêutico que envolve o paciente como agente ativo da mudança a ser realizada na vida. Esse estilo terapêutico é caracterizado como empático, com escuta reflexiva, identificação das incongruências entre os comportamentos apresentados e os objetivos de vida do sujeito, além de promover o aumento do senso de autoeficácia.[8]

A EM tem como objetivos: auxiliar o paciente a superar a ambivalência, que é um conflito comum às pessoas que sofrem com TUS e que leva a pessoa a viver uma intensa briga interna, com pensamentos e sentimentos contraditórios em relação ao comportamento de uso; e estimular a prontidão para a mudança, ou seja, favorecer a vontade de mudar o comportamento. Para tanto, o modelo de estágios motivacionais tem sido utilizado como método de auxílio à mudança comportamental por mais de trinta anos. O modelo divide-se em cinco estágios, que são:

- **Pré-contemplação:** a pessoa não possui consciência sobre seu problema, agindo muitas vezes pela pressão de terceiros para que busque ajuda.
- **Contemplação:** existe consciência sobre os problemas, mas a pessoa ainda apresenta dificuldades na tomada de atitude diante da situação.
- **Preparação:** o indivíduo tem intencionalidade à mudança, podendo apresentar o planejamento das ações necessárias.
- **Ação:** estágio em que ocorre o engajamento de ações em prol das metas estabelecidas.
- **Manutenção:** momento em que o indivíduo fortalece as mudanças realizadas, tal qual prevenir recaídas.[9]

O USO DA METÁFORA NO TRATAMENTO DOS TRANSTORNOS POR USO DE SUBSTÂNCIAS

Dentre as intervenções em grupos no tratamento da dependência química, o uso de metáforas configura-se como uma estratégia promissora. A metáfora é uma figura de linguagem usada no cotidiano para comunicar ou expressar algo, além de um recurso para fazer comparações entre dois conceitos de características semelhantes. Seu uso propicia a assimilação de novos conteúdos, à medida que estes exprimem conexão com informações previamente armazenadas.[10]

O uso da metáfora tem papel facilitador na interação entre psicólogo e cliente, constituindo-se em elemento interventivo facilitador na abordagem de determinados estados emocionais, que despertam compreensão de processos internos. Dentro das abordagens cognitivo-comportamentais, a terapia de aceitação e compromisso (TAC) tem no uso da metáfora um de seus métodos terapêuticos principais. Segundo o entendimento dessa abordagem, a metáfora é um meio não linear de atingir mudanças, com pouca propensão ao surgimento de resistências ao trabalho analítico, além de estimular o desenvolvimento de flexibilidade psicológica.[11] No contexto do tratamento da dependência química, é identificada aplicação favorável em grupos de ajuda mútua, no qual foi observada sua utilidade na promoção de autopercepção do dependente químico e na melhora da compreensão do impacto do uso de substâncias.[12]

A utilização da metáfora no contexto de tratamento dos TUS tem demonstrado ser um recurso potencialmente valioso em ambiente de internação para usuários de substâncias psicoativas. Nessa modalidade de tratamento, a metáfora tem a finalidade de auxiliar o paciente na aprendizagem da identificação dos fatores determinantes de seus comportamentos problemáticos (uso de substâncias), além de auxiliar na identificação de alternativas comportamentais mais adaptativas, aspecto que colabora para o desenvolvimento de estratégias de prevenção de recaída, uma meta fundamental no processo de reabilitação nos TUS.

Diante disso, o objetivo deste capítulo é apresentar um relato de experiência clínica que usou metáforas como estratégias terapêuticas para estimular a motivação para a mudança comportamental de pacientes internados por dependência de substâncias.

DESCRIÇÃO DA EXPERIÊNCIA – O USO DE METÁFORAS NO TRATAMENTO DO TRANSTORNO POR USO DE SUBSTÂNCIAS

A experiência foi realizada no período de março a agosto de 2022, em uma enfermaria especializada no tratamento de TUS de um hospital psiquiátrico da cidade de São Paulo. O tratamento oferecido era a internação de curto prazo (30 dias), que tinha como finalidades promover a desintoxicação, realizar diagnóstico diferencial e estimular a motivação para o engajamento no processo de reabilitação psicossocial. O atendimento era realizado por equipe multiprofissional constituída por médico, psicólogo, assistente social, nutrição, enfermagem e educação física. Os pacientes atendidos eram homens e mulheres adultos, com idade média de 45,5 anos (variando de 21 a 70), que apresentavam dependência de substâncias de elevada gravidade.

A modalidade de intervenção psicológica adotada na unidade de tratamento onde ocorreu a experiência relatada era a psicoterapia em grupo, norteada pelo referencial teórico cognitivo-comportamental. A psicoterapia em grupo é uma abordagem eficaz e acessível, que pode ser aplicada em diferentes populações, favorecendo o desenvolvimento de habilidades sociais, cognitivas e emocionais. Essa modalidade de atendimento psicológico potencializa a constituição de um ambiente seguro e acolhedor, promovendo apoio emocional e viabilizando o desenvolvimento de habilidades de resolução de problemas em indivíduos com TUS.

Nessa perspectiva, a metáfora é reconhecida como uma ferramenta eficaz nos processos psicoterapêuticos, com potencial para motivar os pacientes a avaliarem e modificarem seus comportamentos, pois permite que o indivíduo veja sua situação sob novas perspectivas, facilitando a modificação cognitiva e emocional das experiências. O uso de metáforas favorece aspectos como: diálogo aberto, que permite a comunicação de emoções difíceis; direcionamento do foco, que favorece que o indivíduo mantenha o foco na resolução de seu problema; e aquisição de conhecimento guiado, que permite ao paciente compreender esquemas cognitivos, comportamentais e emocionais que se relacionam com a manutenção de seus problemas relacionados ao uso da substância.

O programa de internação onde ocorreu essa experiência tinha, em sua programação terapêutica, três sessões de psicoterapia em grupo por semana, com foco na abordagem nos seguintes aspectos (temas): motivação para a mudança do comportamento adictivo e aumento do conhecimento sobre a psicopatologia; identificação de habilidades de enfrentamento (habilidades cognitivo-comportamentais adaptativas); e introdução à prevenção de recaídas. Para essa experiência foram realizadas nove sessões, que foram distribuídas em uma sequência de três sessões no mês de aplicação da intervenção, conforme descrito na Tabela 1. As sessões tinham duração de 1 hora e 15 minutos, com a participação de 6 a 8 pacientes. As sessões eram conduzidas por duas psicólogas, que revezavam a liderança e a coliderança do grupo.

Foram escolhidas metáforas derivadas de canções da música popular brasileira, de maneira a facilitar a identificação e compreensão dos pacientes. Além disso, o conteúdo deveria facilmente remeter o paciente a suas vivências atuais (ou seja, perda de controle comportamental pelo uso de substâncias, consequências negativas derivadas do comportamento-problema, necessidade de mudança comportamental etc.).

TABELA 1 Descrição das metáforas utilizadas e os objetivos

Sessão 1 – "Eu quero mudar?		
Referência metafórica	**Objetivo(s)**	**Instruções para o paciente**
Música: *Quis mudar*. Compositor: Tim Bernardes. Fonte: CD *Recomeçar*.	1. Estimular a auto-observação. 2. Estimular compromisso com o processo de mudança comportamental.	A composição sugere que o compositor comunica uma tomada de decisão com a seguinte afirmação "...eu quis mudar..." e demonstra aceitar as implicações dessa decisão, ou seja, "... deixar para trás meu chão, meu conforto...".[13] Faça uma autoavaliação e responda: 1. Qual é a sua decisão no que diz respeito ao seu comportamento/problema de uso de substância? 2. O que você está deixando para trás (aspectos tanto positivos quanto negativos)?

continua

TABELA 1 Descrição das metáforas utilizadas e os objetivos (*continuação*)

Sessão 2 – "Minha lista para mudança"		
Referência metafórica	**Objetivo(s)**	**Instruções para o paciente**
Música: *A lista.* Compositor: Oswaldo Montenegro. Fonte: CD *25 anos.*	1. Promover a identificação do impacto do uso de substâncias para si e nos relacionamentos familiares. 2. Aumentar o conhecimento sobre a doença. 3. Aumentar o engajamento com o processo de mudança comportamental.	Considerando os versos da canção destacados a seguir, reflita sobre as questões propostas: "Faça uma lista de grandes amigos Quem você mais via há dez anos atrás? Quantos você ainda vê todo dia? Quantos você já não encontra mais?"[14] 1. Observe sua história de vida e veja quantas pessoas (incluindo amigos) você "perdeu" por seu comportamento de uso de substância. Faça uma lista. "Faça uma lista dos sonhos que tinha Quantos você desistiu de sonhar? Quantos amores jurados pra sempre? Quantos você conseguiu preservar?"[14] 2. Avalie sua história de vida e veja quantos sonhos (entenda: objetivos, projetos etc.) você deixou para trás e o quanto isso está associado aos sintomas do seu problema com a substância. "Onde você ainda se reconhece na foto passada ou no espelho de agora? Hoje é do jeito que achou que seria Quantos amigos você jogou fora?"[14] 3. Se observe... você é quem planejou ser? Ou seja, você se reconhece na "foto passada" ou "no espelho de agora"?

continua

TABELA 1 Descrição das metáforas utilizadas e os objetivos (*continuação*)

Sessão 3		
Referência metafórica	**Objetivo(s)**	**Instruções para o paciente**
Música: *Compromisso.* Compositor: Fábio Jr. Fonte: CD *Compromisso.*	1. Aumentar o reconhecimento da doença. 2. Aumentar o compromisso com o processo de mudança comportamental.	No seu processo de reabilitação, fatores individuais atuam influenciando o grau de adoecimento. Considerando seu compromisso com o processo de tratamento, observe e reflita sobre seu quadro de adoecimento, a partir das seguintes questões: ▪ ..."de onde você vem",[15] ou seja, qual estágio de adoecimento te trouxe para essa internação? ▪ ..."pra onde você vai",[15] ou seja, para qual fase da sua recuperação você está indo, a partir da internação?

Aplicação da intervenção

1º passo – 10 minutos:

- Apresentação do tema da sessão.
- Integração dos novos participantes.
- Apresentação da metáfora da sessão, feita pela exposição da música cantada e letra impressa.

2º passo – 20 minutos:

- Solicita-se aos pacientes que reflitam sobre o tema abordado pela música e anotem os principais pensamentos ou emoções suscitadas.
- Apresentação da(s) pergunta(s) problematizadora(s) – questões propostas pelos terapeutas com o objetivo de direcionar o raciocínio do paciente para a auto-observação e identificação dos problemas relacionados ao uso de substâncias.

3º passo – 25 minutos:

- Discussão aberta. Os pacientes discutem entre si, com a mediação das terapeutas, as reflexões derivadas da metáfora, como semelhanças com a situação vivida pelo sujeito, autodescobertas e *insights* que o exercício propiciou, além da identificação de sugestões práticas advindas da metáfora, bem como a aplicabilidade dessas possibilidades na vida prática. Todos os pacientes são estimulados a expressar suas compreensões, de modo a influenciarem-se mutuamente;

4º passo – 15 minutos:

- *Feedback* das terapeutas.
- Esclarecimento de dúvidas ou educação sobre algum ponto pertinente à sessão.
- Encerramento da sessão.

Compete ressaltar que todo o processo metafórico tem em si a necessidade de abstração de conteúdo, já que parte do pressuposto de que a informação será assimilada e correlacionada com outras previamente armazenadas. Dessa forma, recursos cognitivos são requeridos, aspecto que demanda atenção do profissional à frente da intervenção, visto que déficits cognitivos são consequência frequente nessa população. Diante disso, estratégias adicionais podem ser empregadas, como o coterapeuta investir maior atenção ao paciente com dificuldade para facilitar seu entendimento ao estímulo metafórico.

Outro destaque em relação ao terapeuta que usa metáforas em sessões de psicoterapia em grupo é a disponibilidade para acolher pacientes com elevada mobilização emocional, que precisem de apoio ao final da sessão.

DISCUSSÃO

O programa de internação da enfermaria especializada previa um período de internação aproximado de 30 dias, de modo que as sessões com metáforas foram administradas nas semanas: 1, 2 e 3 dos meses de março, maio e julho, favorecendo o tempo de rodízio de pacientes e dos procedimentos (intervenção tradicional *vs.* intervenção com metáfora), pois no período que não estavam sendo aplicadas as sessões com o uso de metáfora era realizada a programação padrão da unidade. Os principais resultados são descritos na Tabela 2.

Com o uso de metáforas para abordar temas sensíveis de pacientes em tratamento em regime de internação breve, foi possível observar tratar-se de uma maneira gentil de acesso ao paciente sem a evocação de esquiva em relação a temas delicados e que pode ser um facilitador para a aderência ao tratamento. Esse aspecto é destacado por Hayes, Strosahl e Wilson,[11] ao explanar sobre os benefícios do uso de metáforas dentro da terapia de aceitação e compromisso, apontando justamente para o fato de ser uma forma de acesso à informação de maneira indireta, o que pode gerar a diminuição de resistências e facilitar a compreensão. Ao retirar as barreiras da evitação, o paciente consegue ter acesso à sua própria história, sem o problema da estigmatização, e adquire aprendizagens necessárias para a realização das mudanças e ajustamentos comportamentais.

Percebeu-se o aumento de processos relacionados ao autoconhecimento e aumento da crítica sobre o impacto do uso das substâncias. Alguns pacientes trouxeram relatos como a necessidade de serem mais sinceros consigo; olhar o passado como ferramenta de aprendizado e não puro arrependimento; reconhecimento da dificuldade que envolve manter-se abstêmio e que a melhora depende exclusivamente de si. Essas informações mostram um passo adiante no processo de aceitação de sua condição, e a crítica sobre a realidade é um dos principais fatores para o avanço no tratamento com dependentes químicos, já que a conscientização sobre o impacto que a doença causa possibilita a reflexão sobre os danos nos diversos âmbitos da vida do paciente.

TABELA 2 Compilação de conteúdos identificados e afirmações automotivacionais eliciadas pelos estímulos metafóricos

Sessão 1	
Conteúdos assimilados com os estímulos metafóricos	**Afirmações automotivacionais evocadas por pacientes**
▪ Mudar a vida. ▪ Mudar hábitos. ▪ Retomar projetos de vida.	"Decisão de mudar: deixar esse problema para trás e retomar de onde caí na armadilha e peguei um caminho errado." "Minha decisão foi tomar as rédeas da minha vida e não tomar mais os benzos dos quais fiz abuso. Quero voltar à minha rotina saudável, viajar e retomar minha vida profissional." "Quero mudar o comportamento acima de qualquer questão, pois o uso me torna agressiva, irresponsável, ou seja, uma pessoa diferente da sobriedade." "Minha decisão é recomeçar. Olhar para trás é complicado, são lembranças que me oprimem." "Estou deixando para trás uma vida caótica, sem rotina, sem limites, sem o anestésico imediato, mas estarei me tornando uma pessoa mais forte, mais resiliente e em busca da felicidade para minha vida."
Sessão 2	
Conteúdos assimilados com os estímulos metafóricos	**Afirmações automotivacionais evocadas por pacientes**
▪ Perdas. ▪ Perdas de relacionamentos. ▪ Perdas de projetos de vida.	"Perdi muitos dos meus amigos. Pensando bem, tive uma grande perda da minha vida." "Minha ex-companheira e filhos: a culpa pela minha ignorância pelo uso e não ver minha doença." "Meu pai, minhas irmãs, todas as minhas amigas e amigos de quem me afastei por causa da depressão, da substância, não tinha vontade de sair." "Deixei meus sonhos, no geral, para trás. Parei de sonhar e passei a viver, de forma geral, para a dependência." "Sonhava em me formar. Perdi minha ex-mulher, tio, avós e filhos." "Constituir uma família e ter um planejamento de vida. Acredito que, em primeiro lugar, foi a falta de conhecimento e maus exemplos. Depois, me deixei levar pelo uso de medicamentos e bebidas." "Não, jamais. Tenho vergonha de mim e das minhas atitudes." *"Não planejei, foi consequência do uso excessivo de substância."*

continua

TABELA 2 Compilação de conteúdos identificados e afirmações automotivacionais eliciadas pelos estímulos metafóricos (*continuação*)

Sessão 3	
Conteúdos assimilados com os estímulos metafóricos	**Afirmações automotivacionais evocadas por pacientes**
▪ Mudança de vida. ▪ Assumir novos alvos de vida. ▪ Retomar comportamentos saudáveis.	"Estou vindo do fundo do poço. Adoecendo pessoas da minha família. Estou indo com propósitos de fazer minha última intervenção e focar nos meus propósitos de vida pessoais e profissionais." "Me sinto tentando me conhecer e encontrar realmente o sentido da vida para mim, algo que eu queira, vim de cobranças, rejeições e abusos." "Hoje me encontro com meu verdadeiro eu. Venho de um tempo que havia me perdido em desonestidade, mentiras e, principalmente, na manipulação, para usar a droga. Hoje estou conseguindo tomar o controle da minha vida; estou em profundo crescimento." "Acredito que estava em um estágio avançado da doença. Espero que depois da internação eu consiga melhorar meus pensamentos e, consequentemente, tenha comportamentos mais saudáveis." "Eu estava totalmente perdida e fora de controle, por isso estou focada no meu filho e quero ter uma vida feliz e saudável, tenho que ficar sóbria, para recuperar a guarda do meu filho."

Baus et al.[12] também trazem informações sobre o uso de metáforas com dependentes químicos e o aumento da compreensão dos processos envolvendo o adoecimento, com uma visão da dependência como uma doença crônica.

Foram levantados dados relacionados à motivação para a mudança, em que os pacientes citaram: frases de afirmação automotivacionais como a crença de que é possível mudar; o auxílio da fé e esperança; a convicção de que, por terem passado por uma situação adversa bastante grave, aprenderam com a experiência, e que sempre há uma possibilidade de vencer; essas afirmações são indícios da presença de estimulação para mudança. Um dado interessante visto em pesquisas é justamente a correlação entre o grau de dependência e a motivação para mudança, onde se destaca que, quanto maior a gravidade da dependência, maior é a prontidão para realizar modificações.

As metáforas propiciaram a apresentação de reflexões quanto ao ambiente familiar, e alguns pacientes trouxeram falas acerca da necessidade de mais diálogo e reparação de determinados danos, enquanto outros perceberam a família como estímulo ao uso de substâncias, seja por conta de conflitos, seja por terem em seu meio outros familiares que fazem uso. A capacidade de lidar com sentimentos de maneira assertiva foi apontada por alguns pacientes como importante no processo de tratamento. Por fim, foram trazidas questões relacionadas à necessidade de mudanças no ambiente e ciclo social em que possuíam conexão com o uso de substâncias.

CONSIDERAÇÕES FINAIS

O uso de metáforas em grupos em contexto de internação de dependentes químicos se mostrou uma estratégia interventiva promissora. Foi possível observar benefícios quanto à aderência ao tratamento, com maior abertura para tratar de temas sensíveis, fator importante no tratamento do TUS, uma condição de saúde cercada por estigmas e controvérsias.

As reflexões promovidas com as sessões trouxeram à tona maior conscientização e crítica acerca dos elementos envolvidos com o uso de substâncias, favorecendo o aumento da motivação para mudança e a criação de oportunidade para manutenção do tratamento e prevenção de recaídas.

De modo geral, a experiência revelou que essa proposta de intervenção é interessante no contexto de tratamento para dependentes químicos, por valorizar com gentileza a aceitação da realidade mórbida. Ainda assim, estudos clínicos são necessários para a obtenção de dados sobre o uso de metáforas em intervenções psicoterapêuticas em grupo para o tratamento de dependentes químicos.

REFERÊNCIAS

1. United Nations Office on Drugs and Crime. World Drug Report 2023 [Internet]. Vienna: United Nations Office on Drugs and Crime; 2023 [citado 31 jan. 2025]. Disponível em: https://www.unodc.org/res/WDR-2023/WDR23_Exsum_fin_DP.pdf.
2. American Psychiatric Association (APA). Manual diagnóstico e estatístico de transtornos mentais: DSM-5. 5. ed. Porto Alegre: Artmed; 2014.
3. Instituto de Comunicação e Informação Científica e Tecnológica em Saúde (ICICT/Fiocruz). III Levantamento Nacional sobre o Uso de Drogas pela População Brasileira [Internet]. Brasília: Fundação Oswaldo Cruz; 2017 [citado 31 jan. 2025]. Disponível em: https://www.arca.fiocruz.br/handle/icict/34614.
4. Organização Mundial da Saúde (OMS). Classificação de transtorno mental e de comportamento da CID-10: descrições clínicas e diretrizes diagnósticas. Porto Alegre: Artes Médicas; 1993.
5. National Institute on Drug Abuse. The neurobiology of drug addiction: teaching packet II, for health practitioners, teachers, and neuroscientists. Bethesda: National Institute on Drug Abuse; 2011.
6. Duailibi S, Ribeiro M. Enfermaria especializada. In: Ribeiro M, Laranjeira R, org. O tratamento do usuário de crack. 2. ed. Porto Alegre: Artmed; 2012.
7. Beck JS. História da terapia cognitiva. In: Terapia cognitiva: teoria e prática. Tradução Costa S. São Paulo: Artmed; 1997.
8. Miller WR, Rollnick S. Princípios da entrevista motivacional. In: Entrevista motivacional: preparando as pessoas para a mudança de comportamentos adictivos. Tradução Caleffi A, Dornelles C. Porto Alegre: Artmed; 2001.
9. Prochaska JO, Nocross JC, Diclemente C. Applying the stages of change [Internet]. Psychother Aust. 2013 [citado 31 jan. 2025]. Disponível em: https://pdfs.semanticscholar.org/1f15/c6da4575ea85125eb9e280852176e9ccc59b.pdf.
10. Castro CR, Castro MR. Metáforas no processo de objetivação de representações sociais [Internet]. Psicologia Soc. 2018 [citado 31 jan. 2025];30. Disponível em: https://www.scielo.br/pdf/psoc/v30/1807-0310-psoc-30-e159429.pdf.
11. Hayes SC, Strosahl KD, Wilson KG. Clinical methods. In: Acceptance and commitment therapy: an experiential approach to behavior change. New York: Guilford Press; 2003.
12. Baus J, Seara AC, Caldas CM, Desidério L, Petry Filho N. Metáforas e dependência química. Estudos de Psicologia (Campinas). 2002;19(3):5-13.
13. Bernardes T. Quis mudar. In: Recomeçar [CD]. São Paulo: Universal Music; 2017.
14. Montenegro O. A lista. Em: 25 anos [CD]. São Paulo: Som Livre; 2004.
15. Fábio Jr. Compromisso. Em: Compromisso [CD]. São Paulo: Globo Columbia; 1994.

6

Intervenções neuropsicológicas em crianças e adolescentes com transtornos do neurodesenvolvimento

Cristiana Castanho de Almeida Rocca
Patrícia Azevedo
Érica da Cruz Santos

RESUMO

A proposta deste capítulo é abordar aspectos que permeiam intervenções neuropsicológicas, ferramenta crucial na assistência a crianças com transtornos do neurodesenvolvimento, por oferecer a possibilidade de melhorar a adaptação psicossocial. O atendimento com o público infantojuvenil requer abordagens interativas que promovam o engajamento, favoreçam a plasticidade cerebral e estimulem aspectos do comportamento que estejam disfuncionais. Além disso, a orientação de pais se destaca como um componente essencial dessas intervenções, ao capacitar os responsáveis a compreenderem e apoiarem o desenvolvimento da criança, reforçando estratégias terapêuticas e criando um ambiente familiar que potencialize os avanços obtidos durante o processo clínico.

INTRODUÇÃO

A literatura é ampla na apresentação de estudos sobre intervenções em crianças e adolescentes, mas não será feita uma revisão nesse sentido neste capítulo. Considerando a prática no contexto hospitalar, escolar ou clínico, discutiremos algumas ferramentas que podem otimizar o desenvolvimento das funções cognitivas e emocionais com crianças e adolescentes.

A primeira seria o uso de jogos, que permeia qualquer interação com o público infantojuvenil já no âmbito pedagógico. Os jogos podem ser utilizados para trabalhar funções executivas, como atenção e controle inibitório, que frequentemente estão prejudicadas em crianças com transtornos do neurodesenvolvimento. Além disso, estimulam as habilidades socioemocionais, principalmente quando usados em grupos. Dentre as várias metas e objetivos que o profissional habilitado em intervenção neuropsicológica pode ter, os jogos se incluem como um material de fácil acesso, desde que se tenha muito claro como estabelecer os critérios para sua utilização, considerando a preocupação com a generalização dos aspectos abordados.

O neurofeedback tem surgido cada vez mais na literatura como meio de otimizar a estimulação cognitiva. Serão citados alguns estudos com foco nos transtornos do neurodesenvolvimento. Esse método potencializa a intervenção neuropsicológica ao permitir que a criança ou o adolescente participe ativamente do processo de autorregulação.

A orientação de pais é essencial, seja qual for o método adotado para intervenção neuropsicológica, pois permite que a família compreenda melhor as necessidades da criança e implemente estratégias em casa, proporcionando um ambiente consistente para o desenvolvimento das habilidades trabalhadas na intervenção.

Em conjunto, essas abordagens proporcionam um ambiente terapêutico dinâmico e abrangente, favorecendo a adaptação cerebral e o desenvolvimento de habilidades que suportam o bem-estar emocional e o desempenho acadêmico da criança.

INTERVENÇÕES EM NEUROPSICOLOGIA

A neuropsicologia é a ciência que investiga as interações entre o cérebro e o comportamento, oferecendo um arcabouço teórico e prático para mapear o funcionamento cognitivo e aspectos emocionais. Ela possibilita inferências sobre os fatores que possam explicar dificuldades adaptativas ou de desempenho comportamental.

A avaliação neuropsicológica é a ferramenta que viabiliza essa análise, diferenciando funções cognitivas preservadas daquelas comprometidas e identificando características emocionais que interferem na eficiência do comportamento. Trata-se de um processo estruturado, que utiliza baterias de testes para investigar as diferentes funções cognitivas, como memória, atenção, linguagem e funções executivas, além de explorar o impacto emocional nos comportamentos adaptativos. Com esses dados, o neuropsicólogo pode planejar intervenções personalizadas, que têm como objetivo melhorar o desempenho cognitivo e a saúde mental do paciente, promovendo um maior nível de autonomia e qualidade de vida.

As intervenções neuropsicológicas variam amplamente de acordo com as funções cognitivas comprometidas, a faixa etária, o quadro clínico e os objetivos terapêuticos. Um componente essencial para o planejamento dessas intervenções, além das avaliações específicas que abordam os dados cognitivos, é o estabelecimento de metas claras. Essas metas devem ser discutidas e negociadas não apenas com o paciente, mas também com a família e a equipe multiprofissional. No caso de crianças, a cooperação da família é crucial para garantir a eficácia da intervenção; se não houver uma colaboração adequada, o processo enfrentará obstáculos significativos para seu sucesso.[1]

TRANSTORNOS DO NEURODESENVOLVIMENTO

Os transtornos do neurodesenvolvimento são aqueles que tipicamente se manifestam no início da vida, por meio de prejuízos no funcionamento cognitivo e emocional em diferentes âmbitos, como educacional, social, pessoal ou profissional. As características cognitivas e emocionais podem envolver déficits nas capacidades de raciocínio, resolução de problemas, planejamento, pensamento crítico, aprendizagem, entre outros. Esses déficits podem ocasionar prejuízos no funcionamento global do indivíduo, por exemplo em padrões de independência, atraso global do desenvolvimento, fluência verbal, interação social, desatenção e capacidade de planejamento e organização, assim como coordenação motora.[2]

Essas condições clínicas podem se expressar de duas formas: em termos de sintomatologia, ou deixando a criança ou o adolescente passivo, isolado, depressivo e incapaz de realizar atividades diárias (sintomas internalizantes); ou pela manifestação de comportamentos desafiadores e agressivos (sintomas externalizantes). Consequentemente, resultados negativos no bem-estar pessoal podem ser reconhecidos nesses dois grupos.

Os transtornos do neurodesenvolvimento podem ocorrer simultaneamente (em comorbidade). Por exemplo, crianças ou adolescentes com transtorno do espectro autista (TEA) podem ter deficiência intelectual, e indivíduos com transtorno do déficit de atenção e hiperatividade (TDAH) também podem apresentar transtornos de aprendizagem.

Em alguns transtornos do neurodesenvolvimento (p. ex., TEA, síndrome do X frágil, síndrome de Rett), as características clínicas incluem sintomas de excesso, dificuldades e atrasos em atingir os marcos considerados padrão no desenvolvimento motor e cognitivo.

Uma metanálise de Polanczyk et al.[3] encontrou uma taxa de prevalência de transtornos mentais de 13,4% em crianças e adolescentes ao redor do mundo, sendo os transtornos mais prevalentes os de ansiedade (6,5%), seguidos pelos quadros disruptivos (5,7%, sendo 3,6% para transtorno opositivo desafiador e 2,1% para transtorno de conduta) e TDAH (3,4%). Ademais, a prevalência de episódios depressivos foi estimada em 2,6%.

É possível considerar que diversos fatores contribuem para a identificação precoce dos sintomas. Quadros de neurodesenvolvimento, como TEA e TDAH, tendem a apresentar seus sintomas já na primeira infância. A depressão na criança também pode se iniciar precocemente, mas sua frequência é muito maior após a puberdade. Dentre essas variações, mesmo quando estamos falando de quadros de um mesmo grupo, como o transtorno de ansiedade de separação e fobias específicas, os sintomas tendem a aparecer nos primeiros anos de vida, enquanto no transtorno de ansiedade generalizada e de pânico surgem no final da adolescência ou início da vida adulta.[4]

Vale a pena destacar que quadros como esquizofrenia são extremamente raros na infância, mas mesmo em pessoas que só a desenvolvem na vida adulta algumas alterações mais precoces podem estar presentes, como aquelas observadas na aquisição de linguagem. É importante ressaltar que, apesar dessa grande variabilidade, pode-se afirmar que muitos dos transtornos mentais têm início nos primeiros anos de vida, e a detecção e intervenção precoce, incluindo reabilitação, são extremamente importantes para diminuir o impacto ao longo do desenvolvimento.[4]

Outro fator que influencia na prevalência dos transtornos é o gênero. Evidências científicas apontam que meninos tendem a apresentar mais quadros de neurodesenvolvimento e de comportamentos externalizantes, como transtorno de conduta. A depressão tende a ser mais frequente em meninas, sendo essa diferença mais marcante após a puberdade, enquanto o TEA, por exemplo, parece ser quatro vezes mais comum em indivíduos do sexo masculino do que do feminino.[5]

A Tabela 1 apresenta uma caracterização de alguns transtornos do neurodesenvolvimento.

TABELA 1 Transtornos do neurodesenvolvimento e seus critérios diagnósticos e características essenciais

Transtornos do neurodesenvolvimento	Critérios diagnósticos e características essenciais
Deficiências intelectuais ▪ Transtorno do desenvolvimento intelectual ▪ Atraso global do desenvolvimento ▪ Deficiência intelectual não especificada	▪ Déficits em funções intelectuais: raciocínio, solução de problemas, planejamento, abstração, juízo, aprendizagem. ▪ Déficits em funções adaptativas, dificuldade para atingir padrões de desenvolvimento e socioculturais. ▪ Início dos déficits no período do desenvolvimento.

continua

TABELA 1 Transtornos do neurodesenvolvimento e seus critérios diagnósticos e características essenciais (*continuação*)

Transtornos do neurodesenvolvimento	Critérios diagnósticos e características essenciais
Transtornos de comunicação ▪ Transtorno da linguagem ▪ Transtorno da fala ▪ Transtorno da fluência com início na infância (gagueira) ▪ Transtorno da comunicação social (pragmática) ▪ Transtorno da comunicação não especificado	▪ Dificuldades na aquisição e no uso da linguagem, em virtude de déficits na compreensão ou na produção. ▪ Capacidades linguísticas abaixo do esperado para a idade, ocasionando limitações funcionais. ▪ Início dos sintomas precoces no período do desenvolvimento. ▪ Dificuldades não relacionadas a deficiência auditiva ou prejuízo sensorial.
Transtorno do espectro autista ▪ Nível 1: Exige apoio ▪ Nível 2: Exige apoio substancial ▪ Nível 3: Exige apoio muito substancial	▪ Déficits na comunicação social e na interação social. ▪ Padrões restritos e repetitivos de comportamento, interesses ou atividades. ▪ Sintomas presentes precocemente no período do desenvolvimento que causam prejuízos significativos no funcionamento social.
Transtorno de déficit de atenção/ hiperatividade ▪ Apresentação combinada ▪ Apresentação predominantemente desatenta ▪ Apresentação predominantemente hiperativa/impulsiva ▪ Outro transtorno de déficit de atenção/hiperatividade especificado ▪ Transtorno de déficit de atenção/ hiperatividade não especificado	▪ Padrão persistente de desatenção e/ou hiperatividade-impulsividade, que interfere no funcionamento e desenvolvimento. ▪ Sintomas de desatenção (6 ou mais, persistentes por pelo menos 6 meses). ▪ Sintomas de hiperatividade e impulsividade (6 ou mais, persistentes por pelo menos 6 meses). ▪ Vários sintomas de desatenção ou hiperatividade-impulsividade, presentes antes dos 12 anos. ▪ Evidências de que os sintomas interferem no funcionamento social, acadêmico ou profissional. ▪ Sintomas não ocorrem exclusivamente durante o curso de outros transtornos mentais.

continua

TABELA 1 Transtornos do neurodesenvolvimento e seus critérios diagnósticos e características essenciais (*continuação*)

Transtornos do neurodesenvolvimento	Critérios diagnósticos e características essenciais
Transtorno específico da aprendizagem	▪ Com prejuízo na leitura ▪ Com prejuízo na expressão escrita ▪ Com prejuízo na matemática
Transtornos motores ▪ Transtorno do desenvolvimento da coordenação ▪ Transtorno do movimento estereotipado ▪ Transtornos de tique ▪ Outro transtorno de tique especificado ▪ Transtorno de tique não especificado	▪ Aquisição e execução de habilidades motoras abaixo do esperado considerando idade cronológica e oportunidade de aprender e usar a habilidade. ▪ Déficits nas habilidades motoras que interferem significativamente nas atividades cotidianas esperadas. ▪ Início dos sintomas precoces no período do desenvolvimento. ▪ Déficits nas habilidades motoras não bem explicados por deficiência intelectual ou visual, ou atribuíveis à condição neurológica.

Fonte: adaptada de APA.[2]

INTERVENÇÕES NA ÁREA DA INFÂNCIA E ADOLESCÊNCIA

As intervenções neuropsicológicas em crianças com transtornos do neurodesenvolvimento são práticas auxiliares na promoção do desenvolvimento de habilidades cognitivas, emocionais e sociais. O objetivo principal é reduzir o impacto das dificuldades no funcionamento diário, melhorando a funcionalidade e a qualidade de vida da criança e de sua família. Essas intervenções seguem os princípios da neurociência cognitiva e da psicologia do desenvolvimento, sendo sua importância respaldada por estudos que mostram benefícios significativos em várias áreas.

Um primeiro ponto a considerar em relação a intervir no público infantil está relacionado com a neuroplasticidade, característica fundamental do cérebro, especialmente nessa fase inicial da vida, quando há maior flexibilidade neuronal para adaptações e mudanças em resposta a intervenções.

A neuropsicologia pode se aliar a técnicas da terapia cognitivo-comportamental e a exercícios de estimulação cognitiva para melhorar habilidades essenciais para o desempenho escolar e a socialização, aumentando assim a capacidade da criança de lidar com frustrações e ansiedade, além de incentivar o desenvolvimento de uma autonomia saudável. A tecnologia também oferece a oportunidade de fornecer intervenções automatizadas e autodirigidas, permitindo melhor acesso à terapia, mesmo a distância, para melhorar a eficácia clínica e individualizar as intervenções de reabilitação tanto quanto possível.[6]

Não haveria espaço para uma revisão em relação ao número de estudos científicos que têm se dedicado a explorar formas e metodologias favoráveis para a aplicação no trabalho dedicado ao público infantojuvenil. No entanto, considerando o uso de técnicas mais abrangentes que podem fazer parte da proposta interventiva em qualquer contexto, este capítulo abordará o uso de jogos, o treinamento por neurofeedback e a orientação de pais.

ESTIMULAÇÃO COM JOGOS

O uso de jogos no âmbito da saúde parte do princípio de que eles podem ser artefatos que medeiam as relações, refletem valores e hierarquias de saber presentes nas vidas de crianças e jovens. Mais à frente do que um passatempo, eles podem representar a reunião de elementos verbais, visuais, sonoros e gestuais, assim como regras que são acrescidas de sentidos e emoções. São, portanto, um meio influente de conexão e comunicação, tendo potencial para promoção da saúde.[7]

Segundo Prado,[8] os jogos de tabuleiro contemporâneos têm origem na década de 1990, na Alemanha, inicialmente com o lançamento de *Settlers of Catan* ("Colonizadores de Catan"), que rapidamente vendeu milhões de cópias no mundo todo. Sequencialmente, os jogos ganham o nome de *board games*, que apresentam como características comuns:

- Tempo curto de jogo (normalmente de 30 minutos a 2 horas).
- Grande interação entre os jogadores.
- Conflito indireto entre os jogadores (competição por recursos e/ou pontos).
- Ausência de eliminação de jogadores ou, quando acontece, retomada rápida para uma próxima partida.
- Baixa influência da sorte e presença de elementos que equilibram o jogo, como desvantagens e/ou vantagens.
- Dilemas que levam o jogador a pesar os prós e contras de sua escolha e tomar uma decisão.

A partir disso, foi possível perceber que essas características poderiam ser aproveitadas durante os processos de educação em saúde de forma lúdica e criativa. Dados da Pesquisa Game Brasil[7] mostram que 28% da população do país se diverte com os *board games*.

A presença de jogos na área da saúde com outros propósitos além do mero entretenimento é denominada *serious games* ou *applied games*. O termo *serious games* pode ser traduzido como jogos sérios (na tradução literal), ou jogo funcional, indicando que além do entretenimento há ainda o objetivo de desenvolver habilidades ou promover mudanças comportamentais. O termo *applied games* é comumente traduzido como jogos aplicados, indicando que o foco está no uso por aplicações práticas, como treinamento profissional ou simulações. No campo da saúde, profissionais e educadores têm buscado jogos de tabuleiro ou online para se comunicar e psicoeducar sobre os mais diferentes assuntos. Em Raessens,[9] os "jogos sérios" são projetados e usados com a intenção de abordar questões mais aflitivas do nosso tempo, para que o indivíduo possa generalizar as consequências no mundo real e na individualidade do jogador/paciente.

Os transtornos do neurodesenvolvimento são marcados por dificuldades nas funções executivas, por exemplo, controle inibitório, memória operacional e flexibilidade mental. Nesse sentido, para essas crianças é difícil tolerar frustrações, controlar ações impulsivas, entender regras e manipular informações relevantes para o momento. Introduzir jogos nas sessões de intervenção ajuda a estimular a postergação da ação, ou seja, a impulsividade, que atrapalharia no objetivo de vencer a disputa. Lembrar as regras, as instruções ou os passos a serem seguidos requer o recrutamento da memória operacional, e mudar a maneira de responder ou pensar em estratégias para lidar com algum desafio exige a mobilização da flexibilidade mental. Somado a isso, ainda criam oportunidades para interação social estruturada, em que as crianças podem praticar habilidades socioemocionais como cooperação, negociação e resolução de conflitos.

Os jogos de tabuleiro ou mesmo aqueles online promovem uma estimulação cognitiva lúdica e envolvente, permitindo assim um aprendizado mais natural e prazeroso, desde que o profissional saiba elencar critérios para a escolha do material e estabeleça as estratégias de mediação que utilizará para contornar problemas, favorecer a reflexão sobre mobilizações emocionais e a autopercepção como um todo. A estimulação de processos metacognitivos se torna a principal meta nesse tipo de trabalho.

Tanto no contexto hospitalar como no clínico, os jogos, quando mediados por um psicólogo, terapeuta ocupacional, fonoaudiólogo ou psicopedagogo, podem oferecer uma forma de estimulação de várias funções cognitivas, como autopercepção quanto às atitudes emitidas durante o processo do jogar.

TREINAMENTO POR NEUROFEEDBACK

A história do neurofeedback remonta ao início do século XX, com as primeiras descobertas sobre a atividade elétrica do cérebro por Hans Berger, o inventor do eletroencefalograma (EEG). No entanto, a técnica começou a ganhar relevância na década de 1960, quando o Dr. Barry Sterman, neurocientista da Universidade da Califórnia, demonstrou que o treinamento de neurofeedback poderia ajudar no controle de crises epilépticas em gatos. A partir dessas pesquisas, a técnica começou a ser explorada como uma ferramenta para tratar distúrbios neurológicos e psicológicos em humanos.[10]

O neurofeedback é uma técnica de treinamento cerebral baseada no monitoramento em tempo real das atividades elétricas do cérebro. Utilizando equipamentos como o EEG e a hemoencefalografia (HEG), o indivíduo recebe informações sobre suas ondas cerebrais, possibilitando a autorregulação e o ajuste para padrões mais saudáveis de atividade neural.

No caso do EEG neurofeedback, eletrodos captam as ondas cerebrais (delta, teta, alfa, beta e gama), cujas frequências são transformadas em feedback visual ou auditivo. Esse retorno permite ao indivíduo aprender gradualmente a modificar suas ondas cerebrais, promovendo um equilíbrio cognitivo e emocional. Já o HEG neurofeedback mede mudanças no fluxo sanguíneo e na oxigenação cerebral, especialmente no córtex pré-frontal, avaliando a atividade metabólica do cérebro. Essa abordagem tem demonstrado eficácia em intervenções voltadas para o TDAH, pois atua diretamente na regulação da atividade pré-frontal, favorecendo o controle atencional e a redução da impulsividade.[11]

A prática do neurofeedback tem ganhado relevância no Brasil como uma alternativa não invasiva para o tratamento de condições como ansiedade, depressão e dificuldades de aprendizagem. Essa técnica promove melhoras na saúde mental ao oferecer feedback em tempo real que auxilia o indivíduo a ajustar seus padrões neurais. Em crianças com TDAH, o neurofeedback se destaca por ajudar a regular ondas cerebrais disfuncionais, como o excesso de ondas teta (relacionadas à distração) e a falta de ondas beta (associadas ao foco), resultando em avanços no controle atencional e na redução de comportamentos impulsivos.[11]

Além disso, o neurofeedback tem sido explorado como intervenção complementar para o TEA. Essa abordagem permite que indivíduos com TEA treinem a autorregulação cerebral, promovendo melhorias em aspectos como comunicação, interação social e controle emocional. Estudos brasileiros apontam avanços significativos na autorregulação emocional e nas habilidades de comunicação de crianças com TEA submetidas ao neurofeedback, destacando o impacto positivo da técnica quando combinada com outras terapias, como a terapia ocupacional e a fonoaudiologia.[12]

No contexto do TEA, o treinamento atua sobre padrões disfuncionais, aumentando ondas beta (concentração) e reduzindo ondas teta (distração). Essa regulação cerebral contribui para melhorias em habilidades como atenção, comunicação não verbal e empatia, além de reduzir sintomas de hiperatividade e irritabilidade. Apesar de promissor, o uso do neurofeedback no tratamento do autismo ainda é considerado emergente, demandando pesquisas adicionais para consolidar sua eficácia.[10]

Com o avanço das tecnologias, dispositivos mais precisos e acessíveis estão personalizando o treinamento, permitindo uma abordagem mais direcionada. Técnicas como o fMRI neurofeedback têm potencial para intervenções em áreas específicas do cérebro relacionadas a transtornos psiquiátricos e neurológicos. O futuro aponta para a integração crescente do neurofeedback à prática clínica, seja como complemento em terapias tradicionais, seja como ferramenta de autorregulação em indivíduos saudáveis.[13]

Embora o neurofeedback apresente resultados promissores, desafios como padronização de protocolos, capacitação profissional e regulamentação persistem. No entanto, à medida que as pesquisas evoluem, essa técnica se consolida como uma alternativa segura e eficaz, contribuindo para melhorias significativas na qualidade de vida e no bem-estar mental.[13]

ORIENTAÇÃO DE PAIS

Crianças com transtornos do neurodesenvolvimento podem enfrentar desafios emocionais, como expressões exacerbadas de frustrações e ansiedade, tornando o manejo parental desafiador nos momentos de crise. Nesse sentido, a parentalidade, no contexto de famílias com crianças que apresentam transtornos do neurodesenvolvimento, exige adaptações e estratégias específicas, principalmente no manejo de crises, que vão além das propostas mais comuns do que se considera educação. O TDAH e o TEA, entre outros, frequentemente afetam áreas fundamentais do desenvolvimento infantil, como habilidades comunicativas e sociais, exigindo dos pais maiores sensibilidade, conhecimento e capacidade de manejo.

Partindo desse pressuposto, têm-se as práticas parentais como ferramentas importantes na apresentação de comportamentos dos filhos. As práticas parentais são técnicas utilizadas pelos pais por meio de atitudes mais específicas e mensuráveis. Dessa forma, os pais são vistos como indicadores dos comportamentos dos filhos por meio das técnicas que optam por utilizar como resposta às atitudes da criança ou adolescente, ou como estímulo para a realização de alguma tarefa. Podem ser considerados exemplos de práticas parentais: apresentar ao filho informações claras sobre quais lugares podem frequentar; estabelecer regras e limites; ajudá-los na nomeação das emoções e na resolução de conflitos de forma assertiva. A parentalidade eficaz busca sempre incentivar a autonomia, respeitando o ritmo e as capacidades individuais da criança, o que inclui desde a prática de atividades cotidianas até o desenvolvimento de habilidades sociais e emocionais.[14]

O ambiente familiar pode contribuir de maneira positiva e negativa para os processos de desenvolvimento. Um destaque observado na literatura foi o conceito de "acomodação parental", relacionado à angústia de crianças e adolescentes ansiosos. Essa acomodação dos pais refere-se ao envolvimento dos cuidadores em facilitar que a criança e o adolescente evite estímulos provocadores de ansiedade ou em aliviar o sofrimento causado pela ansiedade.[15]

Pais de crianças com transtornos do neurodesenvolvimento precisam compreender as particularidades do diagnóstico do filho, incluindo as manifestações típicas e os desafios específicos que ele apresenta. Esse entendimento é essencial para ajustar expectativas e promover intervenções adequadas, além de facilitar o acesso a recursos terapêuticos e educacionais. São crescentes as evidências da influência da relação entre práticas parentais desfavoráveis e a expressão de problemas comportamentais em crianças e pré-adolescentes, sendo essencial o desenvolvimento de intervenções que compreendam "gatilhos" (o que provoca o surgimento de uma crise emocional), a manutenção de comportamentos disfuncionais infantojuvenis e as possíveis interferências advindas das práticas parentais.[16]

A orientação parental tem sido amplamente utilizada com o objetivo de modificar o ambiente em que a criança está inserida, para além das mudanças comportamentais que possam ser desafiadoras. Essas intervenções se baseiam na premissa de que a mudança de comportamento da criança não será tão efetiva ou mantida a longo prazo se não for acompanhada de um treino parental que inclua em sua abordagem o ensino aos pais de estratégias educativas claras, estruturadas e consistentes. Sabe-se que regras e rotinas previsíveis ajudam a criança a compreender o ambiente ao seu redor e a se sentir mais segura, especialmente em situações que podem gerar ansiedade ou desorganização emocional.

Quando os pais estão informados e bem apoiados, eles se tornam capazes de criar um ambiente favorável ao desenvolvimento integral da criança, promovendo não apenas o crescimento individual, mas também a harmonia e o fortalecimento das relações familiares.

CONSIDERAÇÕES FINAIS

Crianças e adolescentes com transtornos do neurodesenvolvimento apresentam problemas comportamentais decorrentes de dificuldades cognitivas e emocionais, sendo necessário avaliar e intervir nesses aspectos, de forma a garantir uma melhor trajetória de desenvolvimento e adaptação psicossocial.

A avaliação neuropsicológica é o exame que permite mapear o funcionamento cognitivo e emocional para a obtenção de dados que possam orientar família e escola, bem como traçar as intervenções necessárias. Dentre as formas de intervenção, este capítulo abordou o trabalho com jogos e o treino com neurofeedback, métodos seguros e não invasivos que podem ser considerados uma alternativa eficaz para auxiliar e potencializar o efeito do tratamento medicamentoso.

Tanto os jogos como o treino por neurofeedback estimulam a neuroplasticidade, ajudando o cérebro a se reorganizar e formar novas conexões sinápticas. Isso é crucial para crianças com atrasos no desenvolvimento, que podem precisar de suporte extra para consolidar habilidades acadêmicas e sociais.

Os jogos, além de promoverem um engajamento lúdico, possibilitam a estimulação de várias funções cognitivas e podem, inclusive, fazer parte do treinamento com neurofeedback, que, por sua vez, é uma técnica que ajuda a criança a reconhecer e ajustar seus padrões de atividade cerebral em tempo real, promovendo a autorregulação, algo particularmente relevante para crianças com TDAH, TEA ou transtornos de aprendizagem. Além disso, o neurofeedback, associado a jogos que estimulam o relaxamento e a atenção, pode ajudar a diminuir sintomas como ansiedade, irritabilidade e impulsividade. O feedback imediato fornecido por jogos ou sessões de neurofeedback facilita o aprendizado e a consolidação de novos padrões comportamentais e neurais.

O uso de jogos e o sucesso em desafios de neurofeedback dão à criança um senso de conquista e competência, aumentando sua autoestima. Crianças com transtornos do neurodesenvolvimento muitas vezes enfrentam dificuldades que afetam sua autoconfiança, tornando esses reforços positivos especialmente importantes.

Essas estratégias não apenas melhoram as habilidades cognitivas e comportamentais, mas também contribuem para o desenvolvimento global da criança, promovendo qualidade de vida e facilitando sua integração social e acadêmica. Além disso, essas práticas oferecem suporte ao desenvolvimento de habilidades adaptativas que terão reflexos positivos ao longo da vida. Por essas razões, este capítulo também abordou a importância da orientação de pais, os quais são agentes fundamentais para auxiliar a maximizar os benefícios das intervenções. Eles desempenham um papel fundamental como fonte de suporte emocional, ajudando o filho a reconhecer suas conquistas, lidar com frustrações e desenvolver uma autoimagem positiva. A presença ativa e o apoio dos pais são essenciais, pois eles desempenham um papel crucial na criação de um ambiente consistente e acolhedor, que potencializa os ganhos obtidos nas sessões de intervenção.

REFERÊNCIAS

1. Hudson JL, Minihan S, Chen W, Carl T, Fu M, Tully L, et al. Interventions for young children's mental health: a review of reviews. Clin Child Fam Psychol Rev. 2023; 26(3):593-641.
2. American Psychiatric Association (APA). Diagnostic and statistical manual of mental disorders. 5. ed. Washington, DC: American Psychiatric Publishing; 2013.
3. Polanczyk GV, Salum GA, Sugaya LS, Caye A, Rohde LA. Annual research review: a meta-analysis of the worldwide prevalence of mental disorders in children and adolescents. J Child Psychol Psychiatry. 2015;56(3):345-65.
4. Maughan B, Collishaw S. Development and psychopathology: a life course perspective. In: Thapar A, Pine DS, Leckman JF, Scott S, Snowling MJ, Taylor E, editors. Rutter's child and adolescent psychiatry. Oxford: Wiley; 2015. p.5-16.
5. Volkmar F, Siegel M, Woodbury-Smith M, King B, McCracken J, State M. Practice parameter for the assessment and treatment of children and adolescents with autism spectrum disorder. J Am Acad Child Adolesc Psychiatry. 2014;53(2):237-57.
6. Edwards S, Rudaizky D, Toner M, Chen W. Um estudo qualitativo de fatores percebidos pelos pais como promotores da recuperação pessoal em crianças e jovens com transtorno de déficit de atenção e hiperatividade. Adv Neurodev Disord. 2021;5:102-15.
7. Dias CM, Farbiarz JL. Jogos como gêneros multimodais: análise e elaboração crítica para multiletramentos. Educação. 2019;44:1-128.
8. Prado LL. Educação lúdica: os jogos de tabuleiro modernos como ferramenta pedagógica. Revista Eletronica Udus Cientiae. 2018;2(2):26-38.
9. Raessens J. Taste of life as a refugee: how serious games frame refugee issues. In: Skartveit H, Goodnow K, editors. Changes in museum practice: new media, refugees and participation. New York: Berghahn Books; 2010. p. 94-105.
10. Medeiros AF, Rocha PA. Perspectivas futuras do neurofeedback no tratamento de condições psiquiátricas. Rev Bras Saúde Ment. 2021;12(4):78-85.
11. Lima GC, Nogueira VS. Neurofeedback e os efeitos no controle atencional em crianças com TDAH. Rev Bras Psicopedagogia. 2021;9(4):205-15.

12. Lima RS, Costa VM. Neurofeedback como ferramenta terapêutica no tratamento do transtorno do espectro autista. Rev Bras Neurociência Apl. 2022;19(2):95-104.
13. Alves RS, Souza FM. Neurofeedback: avanços tecnológicos e novas perspectivas no tratamento de transtornos mentais. Rev Bras Neurociência. 2022;25(1):45-52.
14. Pacheco JTB, Silveira LMO, Schneider AMA. Estilos e práticas educativas parentais: análise da relação desses construtos sob a perspectiva dos adolescentes. Psico. 2008;39(1):66-73.
15. Lebowitz ER, Woolston J, Bar-Haim Y, Calvocoressi L, Paprocki C, Scharfstein L. Family accommodation in pediatric anxiety disorders. Depress Anxiety. 2013;30(1): 47-54.
16. Muratori P, Milone A, Manfredi A, Polidori L, Ruglioni L, Lambruschi F, et al. Evaluation of improvement in externalizing behaviors and callous-unemotional traits in children with disruptive behavior disorder: a 1-year follow up clinic-based study. Adm Policy Ment Health Ment Health Serv Res. 2017;44(4):452-62.

7

Protocolos de avaliação neuropsicológica para programas de reabilitação cognitiva

Antonio de Pádua Serafim
Laís Maria Cavalcante Vieira
Thainá Cabañas Ferreira
Amanda Rafaella Abreu Soares

RESUMO

O capítulo explora protocolos de avaliação neuropsicológica para reabilitação cognitiva, com foco em treino cognitivo, estimulação cognitiva e reabilitação funcional. Transtornos mentais e lesões adquiridas, como acidente vascular cerebral (AVC) e traumatismo cranioencefálico (TCE), causam déficits cognitivos e funcionais, abordados por intervenções baseadas na plasticidade cerebral e estratégias compensatórias. A avaliação integra testes formais e medidas ecológicas para assegurar que os ganhos clínicos melhorem a qualidade de vida. Destaca-se a necessidade de políticas públicas que ampliem o acesso à reabilitação, enfrentando desafios como adesão e padronização de protocolos, para oferecer intervenções eficazes e centradas nas necessidades dos pacientes.

INTRODUÇÃO

Os transtornos mentais e lesões adquiridas, como traumatismo cranioencefálico (TCE) e acidente vascular cerebral (AVC), representam uma crescente preocupação para a saúde pública mundial. Dados da Organização Mundial da Saúde (OMS) e de estudos epidemiológicos apontam que transtornos mentais, incluindo depressão, ansiedade, esquizofrenia, transtorno bipolar e abuso de substâncias, estão associados não apenas a altas taxas de morbidade, mas também a elevada mortalidade e incapacidade funcional. Em termos globais, estima-se que esses transtornos contribuam significativamente para a carga global de doenças,[1] especialmente em países de baixa e média renda, onde respondem por aproximadamente 16,6% da carga total de doença associada a condições de saúde.

Logo, diante do impacto significativo dos transtornos mentais e das lesões neurológicas adquiridas, torna-se essencial o desenvolvimento de estratégias integradas de prevenção, diagnóstico e tratamento. Programas que combinam reabilitação cognitiva com suporte em saúde mental são promissores, especialmente para populações vulneráveis em países de baixa e média renda, em que o adoecimento é mais expressivo.

FUNDAMENTOS

É fundamental que existam políticas públicas que ampliem o acesso a serviços de saúde mental e reabilitação para mitigar a progressão desses quadros clínicos e promover o bem-estar da população. A articulação entre saúde pública e sistemas de apoio social pode reduzir barreiras ao tratamento, diminuindo o estigma e aumentando a adesão dos pacientes.[2]

Outro importante desafio no escopo da reabilitação neuropsicológica é aumentar o impacto e a durabilidade dos resultados obtidos nas intervenções, particularmente em termos de generalização e transferência de benefícios para outras áreas da vida dos pacientes. Esse desafio envolve uma série de questões científicas e práticas, especialmente no que diz respeito à eficácia de intervenções não farmacológicas aplicadas a quadros psiquiátricos. Nesse contexto, dois pontos fundamentais emergem como pilares da discussão.

O primeiro ponto está relacionado à semelhança entre os déficits cognitivos, sociais e funcionais observados em pacientes com transtornos psiquiátricos e aqueles que sofreram lesões cerebrais. Estudos apontam que transtornos psiquiátricos, como depressão, esquizofrenia e transtorno bipolar, frequentemente resultam em déficits de atenção, memória, funções executivas e habilidades sociais.[3] Isso sugere que, do ponto de vista neuropsicológico, tais quadros compartilham características com condições mais tradicionalmente abordadas na reabilitação neuropsicológica, como traumas cranioencefálicos ou AVC.

O segundo ponto de sustentação das intervenções não farmacológicas em quadros psiquiátricos refere-se à base dos programas de reabilitação.[4] Tradicionalmente, esses programas são fundamentados em abordagens baseadas em evidências que integram psicologia, neurociências e teorias da aprendizagem.

Dessa forma, é possível estabelecer que o desenvolvimento de programas eficazes depende de um entendimento profundo dos mecanismos subjacentes à recuperação cognitiva e emocional. Além disso, há uma crescente preocupação com a transferência dos resultados obtidos durante o tratamento para o dia a dia dos pacientes. Em muitos casos, os ganhos alcançados em um ambiente clínico ou de laboratório não se traduzem em melhorias significativas na vida cotidiana do indivíduo (Figura 1).

Ressaltamos que a melhora nos escores dos testes após um programa de reabilitação oferece indicadores objetivos de progresso, sugerindo a recuperação ou compensação de determinadas funções cognitivas. Entretanto, mais do que medir o desempenho isolado, faz-se necessário, com base nos testes, monitorar mudanças funcionais, auxiliando na compreensão de como os ganhos cognitivos se traduzem em melhorias nas atividades da vida diária e na qualidade de vida. Dessa forma, a combinação desses dados objetivos com observações clínicas e autorrelatos do paciente permite uma abordagem holística e centrada na pessoa, potencializando os resultados da reabilitação.

De maneira geral, espera-se que a reabilitação proporcione melhora na funcionalidade pessoal, por exemplo, na capacidade de realizar atividades da vida diária, cuidar de si mesmo, manter relacionamentos interpessoais, administrar o tempo e as finanças e desempenhar tarefas ocupacionais com mais autonomia e independência. Assim, a integração de avaliações de funcionalidade com os tradicionais testes neuropsicológicos representa um caminho importante para garantir que os ganhos obtidos em ambiente clínico realmente se traduzam em mudanças significativas e duradouras na vida dos pacientes.

Nesse sentido, concordamos com a literatura que enfatiza a necessidade de programas de reabilitação neuropsicológica para identificar quais métodos e

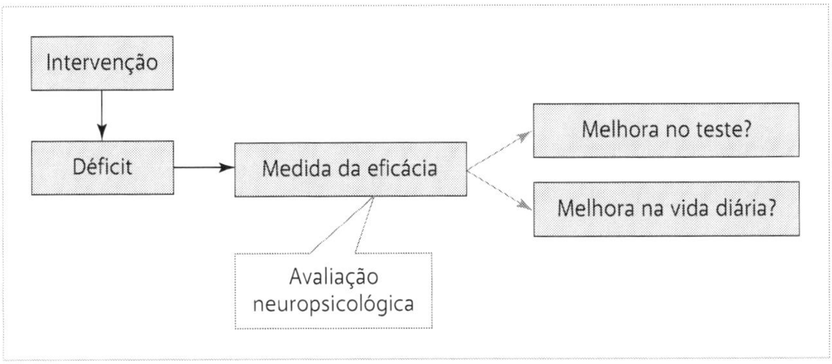

FIGURA 1 Processo de intervenção e medida de eficácia.

técnicas podem maximizar a recuperação de funções ou compensar os déficits presentes. Na prática, busca-se entender como esses programas podem de fato beneficiar processos de plasticidade cerebral de maneira mais eficaz.[4]

PROGRAMAS DE INTERVENÇÕES

Nesse sentido, abordamos três modalidades de programas de intervenções: treino cognitivo, estimulação cognitiva e reabilitação cognitiva.

Treino cognitivo

O treino cognitivo é uma abordagem que visa ao aprimoramento e à manutenção de funções cognitivas específicas por meio da prática repetitiva e sistemática de tarefas estruturadas. Essa modalidade é amplamente utilizada tanto para indivíduos saudáveis quanto para populações com comprometimentos cognitivos, como pessoas com transtornos neurológicos, doenças neurodegenerativas, déficits decorrentes de traumas cerebrais ou condições psiquiátricas.[5] O foco das intervenções é direcionado para diferentes domínios, como atenção, memória, funções executivas, raciocínio lógico e habilidades visuoespaciais, com o objetivo de melhorar a capacidade cognitiva geral ou compensar déficits específicos.[6]

O treino cognitivo é fundamentado em conceitos-chave da plasticidade cerebral, ou seja, a capacidade do sistema nervoso de se reorganizar em resposta à aprendizagem e à experiência. Estudos indicam que a repetição de tarefas específicas pode induzir mudanças funcionais e estruturais no cérebro, aumentando a conectividade sináptica em áreas envolvidas no processamento das habilidades treinadas. De acordo com a teoria do processamento da informação, essas intervenções visam fortalecer redes neuronais ao otimizar o desempenho nas operações cognitivas, utilizando-se de estímulos progressivamente desafiadores para promover a aprendizagem.[7]

O treino cognitivo pode ser conduzido em diferentes formatos, incluindo sessões presenciais com o uso de papel e lápis ou intervenções computadorizadas. As plataformas digitais têm se mostrado particularmente eficazes, pois permitem um controle preciso do desempenho, fornecem feedback imediato e facilitam a adaptação das tarefas ao nível do usuário. Além disso, sistemas computadorizados possibilitam a coleta de dados em tempo real, fornecendo métricas quantitativas detalhadas sobre o progresso e o desempenho.[8]

Intervenções em grupo também são comuns e apresentam vantagens no contexto terapêutico, como a promoção de interação social, motivação e engajamento. Em ambientes clínicos, esse formato é frequentemente utilizado como parte de programas de reabilitação neuropsicológica para pessoas com lesão cerebral adquirida ou doenças neurodegenerativas, como Alzheimer e Parkinson.[5]

Limitações e desafios

Apesar das evidências promissoras, a pesquisa sobre treino cognitivo possui algumas limitações. Uma das críticas é a variabilidade nos protocolos de intervenção e nos critérios de avaliação, o que dificulta a comparação entre estudos. Além disso, o efeito de transferência, ou seja, a capacidade de os ganhos obtidos em tarefas específicas se traduzirem em melhorias funcionais generalizadas, nem sempre é consistente. Outro desafio é a adesão dos participantes a programas longos e intensivos, especialmente em intervenções autoguiadas por meio de plataformas digitais.

Estimulação cognitiva

É aplicada para promoção e manutenção do funcionamento global das habilidades cognitivas, especialmente em pessoas que apresentam algum tipo de comprometimento cognitivo ou funcional. Sua abordagem vai além da melhora de habilidades específicas, como no treino cognitivo, focando a oferta de atividades significativas e diversificadas que estimulam de maneira geral processos como memória, atenção, raciocínio e linguagem. Além disso, essas atividades são frequentemente realizadas em contextos sociais, promovendo interação e engajamento emocional, o que potencializa os benefícios cognitivos e contribui para a saúde mental e afetiva dos participantes.[9]

A estimulação cognitiva se fundamenta em conceitos da plasticidade cerebral e da reserva cognitiva. A teoria da reserva cognitiva sugere que pessoas com maior engajamento em atividades cognitivas, sociais e culturais ao longo da vida tendem a apresentar maior resiliência diante de danos neurológicos ou envelhecimento.[10] Nessa perspectiva, a estimulação cognitiva busca reforçar essa reserva, promovendo a ativação de circuitos neurais e a manutenção do desempenho cognitivo por meio de atividades variadas e motivadoras.

Esta atividade é caracterizada pela realização de atividades prazerosas e variadas, como jogos de tabuleiro, exercícios de arte e música, leitura de histórias, resolução de quebra-cabeças e discussões em grupo sobre temas culturais. Essas tarefas são planejadas para serem leves e agradáveis, priorizando a motivação e o bem-estar emocional, em vez de apenas focar a melhora objetiva de uma função cognitiva específica. Além disso, o aspecto social é um componente essencial na estimulação cognitiva.

A interação com outras pessoas durante as atividades promove benefícios afetivos e sociais, reduzindo sintomas como isolamento e solidão, comuns em populações vulneráveis, como idosos e pessoas com transtornos cognitivos. A literatura científica destaca que o engajamento social regular é associado a uma menor incidência de demências, possivelmente pelo impacto positivo na regulação emocional, na autoestima e na empatia, elementos críticos para o bem-estar geral.[11]

Limitações e desafios

Apesar dos resultados promissores, a estimulação cognitiva apresenta algumas limitações. Uma das dificuldades está relacionada à variabilidade nos protocolos e nas populações-alvo, o que dificulta a padronização dos programas e a comparação entre estudos. Além disso, como as intervenções têm um foco mais generalista, pode ser difícil isolar os efeitos específicos de cada atividade. Outra questão importante é a adesão dos participantes, especialmente em programas de longa duração, exigindo estratégias de engajamento contínuo por parte dos facilitadores.

Também se destacam desafios no que se refere à mensuração dos resultados. Embora o impacto na cognição e no bem-estar emocional possa ser percebido pelos próprios participantes ou seus cuidadores, nem sempre os ganhos são facilmente capturados por testes neuropsicológicos tradicionais. Isso sugere a necessidade de incluir avaliações ecológicas e qualitativas, como entrevistas e escalas de satisfação, para complementar as análises quantitativas.[9]

Reabilitação cognitiva

A reabilitação cognitiva é uma intervenção estruturada que busca não apenas melhorar habilidades cognitivas, mas também promover a autonomia e a funcionalidade dos pacientes em suas atividades diárias. Diferentemente de abordagens focadas exclusivamente na evolução de desempenho em testes neuropsicológicos, o principal objetivo da reabilitação cognitiva é maximizar a funcionalidade cotidiana, otimizando o uso das capacidades preservadas e implementando estratégias compensatórias para minimizar os impactos dos déficits. A reabilitação cognitiva é amplamente utilizada em populações que apresentam déficits cognitivos causados por lesões cerebrais adquiridas, como TCE, AVC e quadros psiquiátricos por sequelas de abuso de substâncias e álcool,[12] e mais recentemente por sequelas cognitivas ligadas à Covid de longa duração, nas quais a recuperação completa da função cognitiva muitas vezes não é viável.[13]

Nesse contexto, a reabilitação cognitiva baseia-se em dois pilares teóricos principais: a plasticidade cerebral e a adaptação funcional. A plasticidade cerebral refere-se à capacidade do cérebro de se reorganizar em resposta à aprendizagem ou após uma lesão. No entanto, em muitos casos de lesões graves ou doenças progressivas, a recuperação completa de habilidades não é possível, exigindo que a intervenção adote uma abordagem mais compensatória do que restitutiva.[14]

As estratégias compensatórias (Tabela 1) são técnicas que visam contornar os déficits cognitivos por meio de recursos internos (como o uso de mnemônicos) e externos (p. ex., agendas e lembretes digitais). Essas estratégias são planejadas para ajudar o paciente a desenvolver novos padrões de comportamento e habilidades adaptativas que facilitam a realização de atividades da vida diária, como gerenciar medicamentos, manter compromissos e realizar tarefas domésticas.[14]

A avaliação na reabilitação cognitiva vai além dos testes padronizados, integrando medidas de funcionalidade e qualidade de vida. Além disso, a reabilitação cognitiva frequentemente envolve o acompanhamento longitudinal dos pacientes, uma vez que o progresso pode ocorrer de forma gradual

TABELA 1 Exemplos de estratégias compensatórias

Função	Atividade	Aplicações práticas
Memória	Uso de alarmes e diários	Lembrar compromissos e medicações
Atenção e funções executivas	Quebra de tarefas complexas em etapas menores	Aumenta o foco em atividades complexas
Funções visuoespaciais	Utilização de pistas visuais e simplificação de layouts	Facilita a organização em casa e no trabalho
Linguagem	Uso de tabelas de comunicação ou cadernos com imagens	Facilita a expressão de necessidades
Metacognição	Autoquestionamento estruturado	Aumenta a autoconsciência e a capacidade de autogerenciamento

e contínua. Outra abordagem importante é o uso de avaliações ecológicas, que buscam avaliar o desempenho dos pacientes em contextos reais. Isso pode incluir a observação de como a pessoa executa tarefas diárias ou o uso de relatórios fornecidos por familiares e cuidadores. Essa ênfase na funcionalidade prática é essencial, pois os ganhos obtidos nos testes cognitivos nem sempre se traduzem em melhorias no desempenho de atividades cotidianas.[15]

Ressalta-se que a reabilitação cognitiva é uma abordagem essencial para pacientes com déficits cognitivos, oferecendo um caminho para a recuperação funcional e a promoção da autonomia na vida diária. Seu foco na adaptação e na implementação de estratégias compensatórias reflete uma compreensão pragmática da neuroplasticidade e das limitações impostas por condições neurológicas. Ao integrar aspectos cognitivos, emocionais e funcionais, essa abordagem permite que os indivíduos vivenciem ganhos significativos na qualidade de vida, mesmo quando a recuperação completa das habilidades cognitivas não é uma possibilidade.

Além disso, a avaliação neuropsicológica deve ser complementada por avaliações ecológicas que simulam cenários do cotidiano, como tarefas ocupacionais ou atividades virtuais (p. ex., lembrar-se de uma lista de compras ou navegar em ambientes digitais). Essa abordagem avalia como o paciente transfere as habilidades adquiridas para situações reais, oferecendo uma visão mais funcional de seu desempenho.

PROTOCOLOS DE AVALIAÇÃO

Cada uma dessas modalidades de intervenção cognitiva tem seus objetivos específicos e, consequentemente, exige diferentes abordagens de avaliação neuropsicológica. O treino cognitivo e a estimulação cognitiva podem ser eficazes em melhorar os escores em testes neuropsicológicos, mas o sucesso dessas intervenções depende de sua capacidade de gerar melhorias que sejam transferíveis para o dia a dia dos pacientes. Já a reabilitação cognitiva enfatiza diretamente a funcionalidade, o que exige instrumentos de avaliação que capturem os impactos na vida diária e na qualidade de vida.

Portanto, para medir os efeitos de qualquer intervenção cognitiva de forma abrangente, é necessário um conjunto de avaliações neuropsicológicas que incluam tanto testes formais de função cognitiva quanto medidas ecológicas de funcionalidade. Uma avaliação holística é essencial para garantir que os ganhos obtidos durante a intervenção se traduzam em melhorias significativas e sustentáveis na vida do paciente. Com base nesse contexto, a Tabela 2 apresenta as possibilidades do uso de instrumentos de acordo com a função.

TABELA 2 Instrumentos de avaliação para integração de protocolos de intervenção neuropsicológica

Função cognitiva	Testes formais	Medidas ecológicas
Memória	Teste de aprendizagem auditivo-verbal (RAVLT)	Teste comportamental de memória Rivermead (RBMT)
Atenção	Bateria psicológica para avaliação da atenção (BPA), Conners' Continuous Performance Test (CPT), Trail Making Test (TMT)	Behavioral Assessment of the Dysexecutive Syndrome (BADS)
Funções executivas	Teste Wisconsin (WCST), Stroop color and word test	Dysexecutive Questionnaire (DEX)
Velocidade de processamento	Trail Making Test – Parte A	Testes de tempo de reação em situações simuladas
Linguagem	Boston Naming Test (BNT), teste de fluência verbal (FAS)	Functional Communication Profile (FCP), Communication Activities of Daily Living (CADL-2)
Visuopercepção e funções visuoespaciais	Judgment of Line Orientation Test (JLOT), Rey-Osterrieth Complex Figure Test (ROCF)	Functional Assessment of Verbal Reasoning and Executive Strategies (FAVRES), tarefas de navegação espacial simulada
Autocontrole e regulação emocional	Iowa Gambling Task (IGT), Behavioral Inhibition/ Activation System Scales (BIS/BAS)	Questionário de Regulação Emocional (QRE)
Qualidade de vida e funcionalidade geral	World Health Organization Quality of Life (WHOQOL)	Lawton Instrumental Activities of Daily Living Scale (IADL), Satisfaction With Life Scale (SWLS)

CONSIDERAÇÕES FINAIS

Neste capítulo, abordamos as principais modalidades de intervenção cognitiva: treino cognitivo, estimulação cognitiva e reabilitação cognitiva, com foco em seus objetivos, métodos e limitações. A crescente prevalência de transtornos mentais e lesões neurológicas adquiridas exige uma abordagem integrada, combinando testes formais e medidas ecológicas de funcionalidade para otimizar os resultados.

As intervenções cognitivas são essenciais não apenas para a recuperação das funções cognitivas, mas também para promover autonomia e qualidade de vida dos pacientes. A eficácia dessas intervenções depende da transferência das habilidades adquiridas para contextos do cotidiano.

Além disso, é fundamental a ampliação do acesso a esses serviços por meio de políticas públicas, especialmente em populações vulneráveis, aliada ao combate ao estigma associado ao tratamento de saúde mental. A prática centrada no indivíduo e baseada em evidências é indispensável para aprimorar os resultados e garantir reabilitações eficazes. A continuidade da pesquisa é essencial para o desenvolvimento de intervenções mais eficazes e acessíveis.

REFERÊNCIAS

1. GBD 2019 Mental Disorders Collaborators. Global, regional, and national burden of 12 mental disorders in 204 countries and territories, 1990-2019: a systematic analysis for the Global Burden of Disease Study 2019. Lancet Psychiatry. 2022;9(2):137-50.
2. Serafim AP, Rocca CAA, Gonçalves PD. Intervenções neuropsicológicas em saúde mental. Barueri: Manole; 2020.
3. Gkintoni E, Skokou M, Gourzis P. Integrating clinical neuropsychology and psychotic spectrum disorders: a systematic analysis of cognitive dynamics, interventions, and underlying mechanisms. Medicina (Kaunas). 2024;60(4):645.
4. Stein DJ, Shoptaw SJ, Vigo DV, Lund C, Cuijpers P, Bantjes J, Sartorius N, Maj M. Psychiatric diagnosis and treatment in the 21st century: paradigm shifts versus incremental integration. World Psychiatry. 2022;21(3):393-414.
5. Lasaponara S, Marson F, Doricchi F, Cavallo M. A scoping review of cognitive training in neurodegenerative diseases via computerized and virtual reality tools: what we know so far. Brain Sci. 2021;11(5):528.
6. van Balkom TD, van den Heuvel OA, Berendse HW, van der Werf YD, Vriend C. The effects of cognitive training on brain network activity and connectivity in aging and neurodegenerative diseases: a systematic review. Neuropsychol Rev. 30(2):267-86.
7. Marzola P, Melzer T, Pavesi E, Gil-Mohapel J, Brocardo PS. Exploring the role of neuroplasticity in development, aging, and neurodegeneration. Brain Sci. 2023; 13(12):1610.

8. Assed MM, Rocca CCA, Garcia YM, Khafif TC, Belizario GO, Toschi-Dias E, Serafim AP. Memory training combined with 3D visuospatial stimulus improves cognitive performance in the elderly: pilot study. Dement Neuropsychol. 2020;14(3):290-9.
9. Woods B, Rai HK, Elliott E, Aguirre E, Orrell M, Spector A. Cognitive stimulation to improve cognitive functioning in people with dementia. Cochrane Database Syst Rev. 2023;2023(1):CD005562.
10. Stern Y. What is cognitive reserve? Theory and research application of the reserve concept. J Int Neuropsychol Soc. 2002;8(3):448-60.
11. Silva VAH, Seabra PRC. Cognitive stimulation in people with mental disorders in the community: an integrative review. Rev Bras Enferm. 2020;73(1):e20180192.
12. Ren S, Pan F, Jin J. The effect of cognitive rehabilitation on daily functioning of patients with Alzheimer's disease: a systematic review and meta-analysis of clinical trials. Front Neurol. 2024;15:1371298.
13. de Pádua Serafim A, Saffi F, Soares ARA, Morita AM, Assed MM, de Toledo S, et al. Cognitive performance of post-covid patients in mild, moderate, and severe clinical situations. BMC Psychol. 2024;12(1):236.
14. Zotey V, Andhale A, Shegekar T, Juganavar A. Adaptive neuroplasticity in brain injury recovery: strategies and insights. Cureus. 2023;15(9):e45873.
15. Hulst HE, Dobryakova E, Costa SL, Donkers SJ. Editorial: cognitive rehabilitation: a multidisciplinary approach. Front Rehabil Sci. 2023;4:1268531.

8

O uso do neurofeedback para controle de sintomas de ansiedade

Fabiana Saffi
Emiliana Mc Mullan de Souza Moraes
Amanda Rafaella Abreu Soares

RESUMO

O neurofeedback é uma técnica de autorregulação que utiliza a eletroencefalografia (EEG) para monitorar e treinar a atividade cerebral em tempo real. É aplicado no controle de sintomas ansiosos, ajudando pacientes a desenvolverem padrões cerebrais mais eficientes. Protocolos específicos, como o neurofeedback de frequência/potência e o treinamento de ritmos alfa, mostram eficácia na redução dos sintomas de ansiedade e estresse, promovendo relaxamento e melhora do funcionamento cognitivo. Estudos apontam para sua utilidade em transtornos como ansiedade generalizada, depressão e transtorno do estresse pós-traumático (TEPT), embora a falta de padronização nos protocolos limite comparações entre estudos. Sua aplicabilidade é promissora, mas requer maior rigor metodológico.

INTRODUÇÃO

Os transtornos ansiosos, conforme dados da Organização Mundial da Saúde (OMS), são considerados os mais comuns do mundo, com as mulheres sendo mais afetadas que os homens. Apesar de ser um dos transtornos mais prevalentes, apenas 27,6% das pessoas que apresentam essa condição recebem algum tipo de tratamento.[1] Entre as dificuldades associadas ao tratamento estão a falta de conscientização de que se trata de uma condição de saúde tratável, a insuficiência de investimentos em serviços de saúde mental, o receio do estigma social e a escassez de profissionais capacitados.[1]

Para além dos transtornos ansiosos, há os sintomas de ansiedade que estão presentes em outros transtornos e até mesmo em pessoas que não apresentam nenhum tipo de diagnóstico psiquiátrico, mas que estão passando por momentos difíceis na vida, como uma reação normal a um assalto, uma doença clínica, uma situação que será avaliada (vestibular, procura de emprego). Neste capítulo, abordaremos como podemos trabalhar sintomas ansiosos (sendo eles parte ou não de uma sintomatologia psiquiátrica) por meio de uma nova abordagem terapêutica: o neurofeedback.

NEUROFEEDBACK: CONCEITO, APLICABILIDADE E EFETIVIDADE

O cérebro humano é uma das estruturas mais complexas conhecidas; o estudo do funcionamento do sistema nervoso e de sua interação com outros tecidos integra a conceituação de neurociência, que se fundamenta pela intersecção entre várias disciplinas que hoje cresce rapidamente com o avanço dos equipamentos e das técnicas de neuroimagem.[2]

Dentre esses recursos destaca-se o neurofeedback, que, embora já estabelecido há várias décadas, permanece um campo de pesquisa ativo e em constante evolução. Essa técnica permite que indivíduos adquiram controle consciente sobre a atividade eletrofisiológica do cérebro, proporcionando melhorias nas funções cognitivas e emocionais. Durante o tratamento, a EEG é utilizada para registrar e monitorar as ondas cerebrais em tempo real. Os diferentes componentes da EEG são isolados e retroalimentados ao paciente por meio de um sistema de feedback contínuo, utilizando estímulos auditivos, visuais ou uma combinação de ambos. Esse procedimento torna o indivíduo ciente das variações que ocorrem durante o treinamento, permitindo-lhe ajustar sua atividade cerebral para atingir padrões mais eficientes.[3,4]

O neurofeedback abrange uma variedade de abordagens terapêuticas, cada uma desenvolvida para tratar diferentes distúrbios neurológicos e psiquiátricos. Entre essas, o neurofeedback de frequência/potência é o mais amplamente utilizado. Esse método envolve a aplicação de 2 a 4 eletrodos de superfície, um processo também conhecido como "neurofeedback de superfície". A técnica visa modificar a amplitude ou a velocidade de ondas cerebrais específicas em áreas determinadas do cérebro, permitindo que os pacientes ajustem sua atividade cerebral para melhorar o funcionamento cognitivo e emocional.

Outra modalidade importante é o neurofeedback de potencial cortical lento (SCP-NF, do inglês *slow-cortical potential neurofeedback*). Esse método tem como foco a modulação dos potenciais corticais lentos, que são variações graduais no campo elétrico cortical. A técnica permite que os pacientes aprendam a regular esses potenciais, o que pode levar a uma redução significativa dos sintomas associados a esses distúrbios.[5]

O sistema de neurofeedback de baixa energia (LENS) representa outra técnica inovadora. O LENS utiliza um sinal eletromagnético fraco para influenciar as ondas cerebrais do paciente, que permanece imóvel e com os olhos fechados durante o tratamento. A simplicidade do procedimento, aliada à sua eficácia, torna o LENS uma opção atraente para o manejo de distúrbios complexos.[6] O neurofeedback hemoencefalográfico (HEG) é outra abordagem significativa, oferecendo feedback sobre o fluxo sanguíneo cerebral.[7]

Para o tratamento de insônia, uma abordagem utilizada é o neurofeedback Live Z-score. Este método envolve uma comparação contínua das variáveis de atividade elétrica cerebral do paciente com um banco de dados padronizado. O feedback é fornecido em tempo real, permitindo que o paciente ajuste seus padrões de ondas cerebrais para promover um sono mais saudável e restaurador.[8]

A tomografia eletromagnética de baixa resolução (LORETA, do inglês *low resolution brain electromagnetic tomography*) é uma técnica avançada que utiliza 19 eletrodos para monitorar a fase, a potência e a coerência das ondas cerebrais. Ao fornecer uma análise detalhada da atividade cerebral em tempo real, o LORETA permite intervenções precisas que podem levar a melhorias significativas nos sintomas de distúrbios psiquiátricos. Por fim, a ressonância magnética funcional (fMRI, do inglês *functional magnetic resonance imaging*) representa o avanço mais recente no campo do neurofeedback. Essa técnica permite a regulação da atividade cerebral com base no feedback proveniente das áreas subcorticais profundas do cérebro. A fMRI oferece uma visão detalhada das funções cerebrais complexas e tem mostrado potencial na modulação de uma variedade de distúrbios neurológicos e psiquiátricos, proporcionando novas possibilidades terapêuticas.[9]

Cada uma dessas técnicas de neurofeedback oferece uma abordagem específica para o tratamento de condições neurológicas e psiquiátricas, refletindo a diversidade e a complexidade das intervenções baseadas na modulação da atividade cerebral. A aplicação dessas modalidades na área da saúde mental produz uma taxa de sucesso variável.[7] Isso ocorre porque a duração do tratamento e o protocolo de intervenção são individualizados e desenvolvidos a partir dos padrões neurofisiológicos coletados na avaliação inicial. Na população adulta, a aplicabilidade também é variável.

Há evidências de tratamento nos transtornos de ansiedade, obsessivo-compulsivo (TOC) e depressão. Porém, poucos ensaios clínicos são realizados a partir de diretrizes eficazes, a saber: critérios bem delimitados de inclusão e exclusão dos participantes, randomização da amostra e análise estatística dos resultados.

A aplicabilidade do neurofeedback é ampla e diversificada, abrangendo uma variedade de distúrbios neurológicos e psiquiátricos, bem como áreas relacionadas à otimização do desempenho cognitivo e da reabilitação neuropsicológica. É importante ressaltar que a atividade neuronal no cérebro oferece uma vasta quantidade de informações sobre o funcionamento interno do sistema nervoso central, informações que podem ser acessadas por meio da EEG. Quando os neurônios são ativados, eles produzem impulsos elétricos que podem ser monitorados externamente usando eletrodos posicionados no couro cabeludo. A EEG captura a atividade elétrica global do cérebro, gerada pela ação síncrona de grandes grupos de neurônios, especialmente os neurônios piramidais localizados no córtex cerebral. Esses neurônios, sensíveis tanto à excitação quanto à inibição, coordenam-se para gerar potenciais elétricos que se propagam até a superfície do couro cabeludo, onde são registrados como oscilações elétricas ou ondas cerebrais.

Essas ondas cerebrais são analisadas em termos de frequência e amplitude, sendo a frequência, medida em hertz (Hz), uma indicação do número de oscilações por segundo, que reflete a dinâmica temporal da atividade neural. A amplitude, medida em microvolts (μV), indica a força ou intensidade dos sinais elétricos, oferecendo *insights* sobre o nível de atividade cerebral em diferentes estados funcionais. A análise desses padrões de ondas é crucial em contextos clínicos, permitindo o diagnóstico e monitoramento de condições neurológicas como epilepsia e distúrbios do sono, em que variações específicas na frequência e amplitude das ondas podem sinalizar disfunções cerebrais.

Os componentes de frequência das ondas cerebrais são tradicionalmente classificados em cinco bandas principais: delta (menos de 4 Hz), teta (4 a 8 Hz), alfa (8 a 13 Hz), beta (13 a 30 Hz) e gama (30 a 100 Hz). Cada uma dessas bandas está associada a estados fisiológicos e cognitivos específicos, o que as torna relevantes tanto para a pesquisa quanto para a prática clínica. No entanto, essas bandas de frequência não são homogêneas e podem ser subdivididas em subconjuntos, o que reflete diferentes funções neurofisiológicas e comportamentais.

A identificação e a compreensão desses subconjuntos são cruciais para a interpretação clínica da eletroencefalografia quantitativa (qEEG), pois fornecem uma ferramenta mais refinada para o diagnóstico e monitoramento de intervenções terapêuticas. No entanto, a falta de consenso sobre as definições exatas desses subconjuntos entre diferentes estudos pode gerar desafios na padronização dos achados clínicos e na aplicação prática dessas informações.

Protocolos de neurofeedback comumente focam nas ondas alfa, beta, delta, teta e gama, bem como em proporções entre essas ondas, como a razão alfa/teta e beta/teta. Entretanto, os protocolos mais prevalentes envolvem o treinamento das ondas alfa, beta e teta e a razão alfa/teta.

Em via procedimental, os eletrodos, quando posicionados no couro cabeludo, são capazes de registrar a atividade cortical das regiões cerebrais subjacentes. O sistema de eletrodos 10-20 é amplamente utilizado como um método padronizado para a colocação de eletrodos, permitindo a comparação sistemática dos dados eletroencefalográficos entre diferentes indivíduos e estudos. A nomenclatura 10-20 refere-se ao posicionamento dos eletrodos em pontos localizados a 10 ou 20% da distância total entre marcos anatômicos específicos do crânio. Essa padronização é fundamental, pois estudos demonstram que essas posições correspondem de maneira confiável às regiões corticais cerebrais subjacentes.

No total, 21 eletrodos são normalmente utilizados no sistema 10-20, dos quais 19 são empregados para registrar a atividade das áreas corticais, enquanto os dois restantes servem como eletrodos de referência. As regiões do crânio são designadas por letras e números, onde as letras indicam as áreas cerebrais específicas e os números distinguem os hemisférios cerebrais ou as localizações dentro desses hemisférios. Por exemplo, as letras F, P, T, O e C correspondem às regiões frontal, parietal, temporal, occipital e central, respectivamente. Os números ímpares referem-se ao hemisfério esquerdo, enquanto os números pares referem-se ao hemisfério direito. A letra "z" é usada para indicar uma localização ao longo da linha média do crânio, que se estende entre o násio e o ínion, como é o caso de Pz, que indica uma posição central na linha média. Além disso, as posições FP1 e FP2 correspondem aos polos esquerdo e direito da testa, respectivamente, e A1 e A2 referem-se às regiões vestibulares esquerda e direita (próximas às orelhas), comumente utilizadas para a colocação de eletrodos de referência e aterramento.

Essa padronização e nomenclatura no sistema 10-20 são cruciais para garantir a consistência e a precisão na localização dos eletrodos, o que é fundamental para a interpretação clínica dos dados de EEG, especialmente em contextos de diagnóstico e monitoramento de diversas condições neurológicas. É importante considerar que detalhes sutis, como o formato da cabeça do paciente, o tipo de eletrodo utilizado, a proximidade de fontes eletromagnéticas, a temperatura e a umidade do ambiente, podem ser determinantes para que o sinal detectado seja fidedigno à fisiologia do paciente.[10]

TRANSTORNO DE ANSIEDADE OU SINTOMAS DE ANSIEDADE

A ansiedade é uma característica biológica do ser humano que antecede momentos de perigo ou de tensão, relacionando-se com medo e vulnerabilidade. Ansiedade e medo são emoções fisiológicas universais que desempenham papéis fundamentais na sobrevivência humana. Ambos são respostas naturais a estímulos percebidos como ameaçadores e têm componentes fisiológicos, cognitivos e comportamentais.[11] A ansiedade entendida como função adaptativa pode ajudar a preparar o corpo e a mente para lidar com desafios ou perigos iminentes e, em níveis moderados, pode melhorar o desempenho em tarefas que exigem atenção e foco. Já o medo desencadeia a resposta de luta ou fuga, preparando o corpo para enfrentar ou evitar uma ameaça e é crucial para a sobrevivência, pois ensina o organismo a evitar situações perigosas no futuro. Como a ansiedade faz parte de nossa herança biológica, de tempos nos quais o perigo era iminente e constante – atualmente o perigo que ameaça a sobrevivência não é tão frequente –, a dificuldade se encontra nas interpretações que damos ao que nos causa ansiedade. Os fatores que influenciam a ansiedade são únicos para cada indivíduo, como o tipo de situação, o nível de estresse gerado e como a pessoa lida com a ansiedade consequente em um contexto.

Para Castillo et al.,[12] as respostas exageradas diante do estímulo ansiogênico podem se desenvolver em indivíduos que possuem uma predisposição neurobiológica herdada. Em níveis elevados, a ansiedade acaba por perder sua função protetora e motivadora, tornando-se patológica. Isso faz com que o indivíduo acometido por ela apresente um estado de vulnerabilidade pessoal aumentada, de maneira que tenha uma visão distorcida de si mesmo diante de estímulos internos e externos. O indivíduo acaba por interpretar os eventos de forma errônea como ameaçadores, como um risco à sua segurança, deixando-o em constante alerta e preocupação. Assim, ocorre a antecipação de perigo exagerado ou irracional, causando desconfortos físicos e psicológicos.

Segundo a OMS,[13] os transtornos de ansiedade são extremamente comuns em todo o mundo. Estima-se que cerca de 264 milhões de pessoas sofram de algum transtorno de ansiedade. Isso representa aproximadamente 3,6% da população global. A prevalência pode variar entre os países e regiões, sendo influenciada por fatores culturais, socioeconômicos e de saúde.

Na quinta edição do *Manual diagnóstico e estatístico de transtornos mentais* (DSM-5),[14] os transtornos de ansiedade estão em uma categoria de distúrbios mentais caracterizada por sentimentos de ansiedade e medo excessivos e persistentes. A ansiedade é a antecipação de uma ameaça futura, enquanto o medo é uma resposta emocional a uma ameaça iminente.

Os transtornos de ansiedade são uma condição de saúde mental caracterizada por preocupações intensas, excessivas e persistentes sobre situações cotidianas. Diferentemente da ansiedade normal, que é uma resposta comum ao estresse e pode ser benéfica em algumas situações, os transtornos de ansiedade interferem significativamente na vida diária da pessoa, causando sofrimento e dificultando a realização de atividades normais. Nas palavras de Castillo et al.,[12] "a maneira prática de se diferenciar ansiedade normal de ansiedade patológica é basicamente avaliar se a reação ansiosa é de curta duração, autolimitada e relacionada ao estímulo do momento ou não". Ou seja, na ansiedade dita normal, os sintomas são temporários e esperados em resposta a uma situação específica (como falar em público, antes de um exame ou em um evento importante). Podem incluir nervosismo, inquietação, aumento da frequência cardíaca, sudorese e tremores. Geralmente desaparecem quando o fator estressante é removido ou resolvido. Nos transtornos de ansiedade, os sintomas são mais intensos e persistentes, ocorrendo frequentemente sem um motivo claro ou sendo desproporcionais ao estímulo, afetando significativamente a capacidade da pessoa de funcionar em sua vida diária, causando sofrimento ou prejuízo nas atividades sociais, profissionais ou outras áreas importantes da vida.

Os sintomas de ansiedade, que não necessariamente indicam um transtorno psiquiátrico, são uma resposta temporária a eventos ou circunstâncias específicos e estão presentes em situações normais do cotidiano. Tais sintomas podem também se desenvolver ou se intensificar a partir de momentos específicos, como doenças ou situações de estresse intenso. Nesses casos, podem ser uma resposta direta ao evento desencadeador e podem variar em intensidade e duração. Estratégias terapêuticas podem ajudar a aliviar esses sintomas e a melhorar a capacidade de lidar com os desafios específicos que os desencadeiam. O neurofeedback é uma dessas estratégias.

COMO O NEUROFEEDBACK PODE SER USADO PARA CONTROLE DOS SINTOMAS DE ANSIEDADE

Nos últimos anos, o neurofeedback vem sendo usado no controle dos sintomas de ansiedade em diversas condições (TEPT, depressão, fobias específicas).

Askovic et al.[15] realizaram uma metanálise e revisão sistemática sobre o quão eficaz é o neurofeedback no tratamento do TEPT e de outros sintomas associados em diferentes populações de trauma e se essas melhorias estão relacionadas a alterações neurofisiológicas. Foram analisados 10 estudos que ocorreram em diferentes países (Estados Unidos, Austrália, Canadá, Irã, Coreia do Sul e Ruanda), com traumas decorrentes de guerra, abuso infantil ou negligência, violência doméstica, experiências vividas por socorristas, acidentes de trânsito, *bullying*, genocídios e refugiados, de ocorrência recente (6 meses antes da intervenção) ou longínqua (muitas décadas antes). Os estudos analisados compararam o uso do neurofeedback a nenhum tratamento, a outros tipos de tratamento ou associavam o neurofeedback a tratamentos convencionais. Na maioria dos estudos revisados, o treinamento ocorreu através de neurofeedback de frequência/potência, com frequências padrão de inibição e recompensa (1-36 Hz), principalmente de ritmos alfa (8-12 Hz) – protocolos de treinamento alfa/teta, modulação do ritmo alfa, recompensando ritmo sensório-motor (12-15 Hz) para, em seguida, treinar o alfa/teta. Os treinos ocorriam em diversas áreas cerebrais, principalmente nas regiões temporal e parietal (T3, T4, P4, Pz), com diversos tipos de combinações, que ocorriam entre 2 e 5 vezes por semana, entre 7 e 30 sessões. Todos os estudos incluídos na análise mostraram um resultado positivo do neurofeedback quando comparados com os controles, com redução dos sintomas do TEPT, melhora dos sintomas de ansiedade, depressão e alterações neurofisiológicas relacionadas. Como limitação os autores apontaram a heterogeneidade da população e dos protocolos aplicados.

Pode-se verificar, com essa revisão, que os estudos apontam as áreas temporais (T3 e T4) e parietais (P4 e Pz) para serem trabalhadas e ritmos alfas (sozinhos ou a relação alfa/teta). Portanto, é preciso entender cada uma dessas áreas e desses ritmos. Vamos começar com as áreas.

A região temporal – correspondente ao lobo temporal – contém um grande número de subestruturas que têm a função de perceber situações, reconhecimento de faces e objetos, memória, entendimento da linguagem e reações emocionais. Dentre as subestruturas do lobo temporal, temos as amígdalas, que são estruturas cerebrais responsáveis pelo processamento das emoções e estão ligadas a outras áreas que processam informações cognitivas e metabólicas (p. ex., a respiração). O hipocampo é outra estrutura do lobo parietal, que está muito associada à formação de memórias de longa duração. As amígdalas e o hipocampo, junto com outras estruturas, formam o sistema límbico, que está envolvido no processamento e na regulação emocional, sendo o responsável pelas respostas ao estresse, conectados ao sistema endócrino e ao sistema nervoso autônomo, incluindo comportamentos instintivos.

Quando estamos diante de uma situação reconhecida como potencialmente perigosa pelo hipocampo (responsável pela memória), as amígdalas (nosso centro de alarme) são ativadas para responder de modo rápido, a fim de garantir a sobrevivência. Essa ativação faz com que o corpo se prepare para reagir ao perigo, quer enfrentando-o (luta), quer fugindo (fuga) – reação de luta ou fuga. Essa reação envolve batimentos cardíacos mais rápidos, pois o corpo precisa que o sangue circule mais rapidamente pelos membros a fim de serem ativados se necessário, causando enrijecimento dos músculos. Com batimentos cardíacos mais rápidos, a pressão sanguínea aumenta e a respiração também fica acelerada, ou seja, o corpo fica pronto para agir.

Além do hipocampo, as amígdalas também se conectam a uma outra estrutura, o giro do cíngulo, que está conectado ao córtex pré-frontal, região responsável pela tomada de decisões.

Nessas situações de potencial ameaça, quando a informação já passou pelo sistema límbico e chegou ao córtex pré-frontal, ela é analisada e assim se verifica se realmente é uma ameaça ou um alarme falso. Sendo uma ameaça, o corpo já está pronto a reagir; sendo alarme falso, o corpo começa a relaxar.

Como descrito, a ativação do sistema límbico acarreta uma série de alterações fisiológicas (aumento da frequência cardíaca e respiratória, tensão muscular), memórias de ameaças, reações de medo. Essa descrição é exatamente o relato de uma pessoa que apresenta um transtorno de ansiedade. Ou seja, os sintomas de ansiedade correspondem às reações do nosso corpo diante de uma situação de ameaça. Quando essa ameaça é frequente, as amígdalas ficam constantemente ativadas, ocasionando um estado permanente de tensão (o corpo sempre preparado para reagir), sem períodos de relaxamento.

Assim, as regiões temporal e parietal do cérebro possuem estruturas que são ativadas diante de perigos (reais ou imaginários) e preparam o organismo como um todo para reagir, caso seja necessário. Correlacionando com o que foi exposto sobre medo e ansiedade, são essas estruturas cerebrais que ficam ativadas e geram sintomas ansiosos – deixando o organismo em estado permanente de tensão, sem períodos de relaxamento.

Assim se chega à explicação referente aos ritmos alfa. De acordo com o que foi descrito no primeiro tópico, nosso cérebro funciona a partir de atividades elétricas (frequências cerebrais), desde as mais lentas (delta) até as mais rápidas (gama), cada uma com uma função específica. Como visto, diante de uma situação de perigo as amígdalas são ativadas; em termos de frequência cerebral, isso significa que as ondas cerebrais dessa região são mais rápidas (beta). As ondas beta são ativadas quando necessitamos ficar atentos ao que ocorre à nossa volta, prestar atenção em uma situação específica (como estudar ou desenvolver alguma atividade nova), tomar decisões baseadas em lógica, ou seja, decisões racionais. As ondas beta são subdivididas entre lentas (13-22 Hz) e rápidas (23-38 Hz). Ao serem ativadas as ondas beta rápidas, ocorre o estado de hipervigilância, quando qualquer estímulo acarreta uma reação extrema e as decisões passam a nem sempre serem as mais adequadas, pois o organismo se sente constantemente ameaçado e não tem períodos de descanso.

Nos períodos em que o organismo pode ficar relaxado, mas ao mesmo tempo atento, as ondas cerebrais que predominam são as alfa (8-12 Hz), ou seja, as ondas que fazem que permitem ao organismo ficar atento, mas ao mesmo tempo tranquilo, relaxado. Ocorre quando fazemos as coisas no "piloto automático". Vamos ilustrar com um exemplo: quando estamos aprendendo a dirigir, as ondas beta predominam, pois temos que pensar em mudar a marcha, olhar o espelho retrovisor, ficar atentos aos outros veículos, aos pedestres, pisar no acelerador, no freio, puxar o freio de mão quando estacionar. Depois que já temos prática em dirigir, fazemos todas essas coisas sem pensar, no "automático" (ondas alfa predominam), mas, caso um pedestre surja inesperadamente em nosso campo de visão, iremos reagir, diminuindo a velocidade, ou freando (ondas beta agindo quando necessário).

Assim, no dia a dia, nessa região do sistema límbico (temporais – regiões T3 e T4 citadas), o ideal é que as ondas alfa predominem, pois nos deixam atentos, mas relaxados. Entretanto, em situações de estresse, essa região se torna mais ativada (predomínio de ondas beta). Por essa razão, os treinos citados envolvem treinamento de alfa, ou seja, para aumentar ondas alfa nessa região e diminuir as ondas beta, principalmente as rápidas.

A região parietal (lobo parietal) é a responsável por processar e integrar as informações, auxiliando na tomada de decisões. Dessa forma, treinar essa região, também diminuindo as ondas beta rápidas, auxilia no controle de sintomas ansiosos, pois aumentar as ondas alfa e beta lentas nessa região faz com que a integração das informações e a tomada de decisões ocorra com mais tranquilidade, sem desgaste desnecessário ao organismo.

CONSIDERAÇÕES FINAIS

O neurofeedback é uma técnica de autorregulação que auxilia no controle de diversos sintomas, inclusive aqueles associados à ansiedade. Seu uso tem sido cada vez mais estudado e difundido. Para tratamento de sintomas de ansiedade, treinos que envolvem áreas temporais (T3 e T4) e parietais (P4 e Pz) trabalhando ritmos alfa (sozinhos ou a relação alfa/teta) são os que mais prevalecem. Entretanto, algumas dificuldades ainda persistem, como ausência de padronização de protocolos que dificultam a comparação entre os estudos.

REFERÊNCIAS

1. World Health Organization (WHO). Anxiety disorders [Internet]. 2023 [citado 01 fev. 2025]. Disponível em: https://www.who.int/news-room/fact-sheets/detail/anxiety-disorders.
2. Papo D. Neurofeedback: principles, appraisal, and outstanding issues. Eur J Neurosci. 2019;49(11):1454-69.
3. Giggins OM, Persson UM, Caulfield B. Biofeedback in rehabilitation. J Neuroeng Rehabil. 2013;10:1-11.
4. Kawala-Sterniuk A, Browarska N, Al-Bakri A, Pelc M, Zygarlicki J, Sidikova M, et al. Summary of over fifty years with brain-computer interfaces–a review. Brain Sci. 2021;11(1):43.
5. Christiansen H, Reh V, Schmidt MH, Rief W. Slow cortical potential neurofeedback and self-management training in outpatient care for children with ADHD: study protocol and first preliminary results of a randomized controlled trial. Front Hum Neurosci. 2014;8:943.
6. Zandi-Mehran Y, Firoozabadi M, Rostami R. Improvement of neurofeedback therapy for improved attention through facilitation of brain activity using local sinusoidal extremely low frequency magnetic field exposure. Clin EEG Neurosci. 2014;46(2):100-12.
7. Dias AM, Van Deusen AM, Oda E, Bonfim MR. Clinical efficacy of a new automated hemoencephalographic neurofeedback protocol. Span J Psychol. 2012;15(3):930-41.
8. Collura TF, Guan J, Tarrant J, Bailey J, Starr F. EEG biofeedback case studies using live Z-score training and a normative database. J Neurother. 2010;14(1):22-46.
9. Hurt E, Arnold LE, Lofthouse N. Quantitative EEG neurofeedback for the treatment of pediatric attention-deficit/hyperactivity disorder, autism spectrum disorders, learning disorders, and epilepsy. Child Adolesc Psychiatr Clin N Am. 2014;23(3): 465-86.
10. Orndorff-Plunkett F, Singh F, Aragón OR, Pineda JA. Assessing the effectiveness of neurofeedback training in the context of clinical and social neuroscience. Brain Sci. 2017;7(8):95.
11. Zuardi AW. Características básicas do transtorno de ansiedade generalizada. Medicina (Ribeirão Preto) [Internet]. 2017;50(Supl.1):51-55. Disponível em: http://www.periodicos.usp.br/rmrp/article/view/127538/124632.
12. Castillo ARGL, Recondo R, Asbahr FR, Manfro GG. Transtornos de ansiedade. Rev Bras Psiquiatr [Internet]. 2000 [citado 01 fev. 2025];22(Supl.2):20-23. Disponível em: http://www.scielo.br/pdf/rbp/v22s2/3791.pdf.

13. World Health Organization (WHO). World health statistics 2020: Monitoring health for the SDGs, sustainable development goals. [Internet]. 2020 [citado 01 fev. 2025]. Disponível em: https://www.who.int/publications/i/item/9789240005105.
14. American Psychiatric Association (APA). Diagnostic and statistical manual of mental disorders. 5. ed. Arlington, VA: American Psychiatric Publishing; 2013.
15. Askovic M, Soh N, Elhindi J, Harris AWF. Neurofeedback for post-traumatic stress disorder: systematic review and meta-analysis of clinical and neurophysiological outcomes. Eur J Psychotraumatol. 2023;14(2).

9

Diálogos entre adolescentes com câncer e a equipe de enfermagem

Fernanda Cirne Lima Weston
Deborah Hein Souza
Ana Cristina Garcia Dias

RESUMO

A comunicação é essencial no contexto da saúde, promovendo a psicoeducação, a redução do sofrimento e o vínculo terapêutico entre profissionais de enfermagem e pacientes. Ao reconhecer a importância da comunicação e suas especificidades para cada etapa do desenvolvimento, identifica-se a necessidade de saber como enfermeiros e adolescentes com câncer percebem a comunicação entre si no contexto hospitalar. A discussão provém de uma revisão integrativa e de uma pesquisa qualitativa empírica realizadas durante uma dissertação de mestrado desenvolvida na região Sul do Brasil. Foram entrevistadas oito enfermeiras que atuavam na oncologia pediátrica. Como resultado, identificou-se uma congruência entre as necessidades comunicativas dos adolescentes e as atitudes tomadas pela equipe de enfermagem, por meio de bom humor, valorização da individualidade e imposição de limites de forma afetuosa. Contudo, as enfermeiras demonstraram não ter habilidades emocionais e comunicativas para o cuidado de fim de vida desses pacientes, representando uma barreira para que o cuidado ocorra de maneira eficaz. Há ainda uma ausência de suporte institucional para as profissionais, o que torna o campo promissor para a atuação da psicologia em saúde, abrindo-se espaço para intervenções psicológicas que promovam um cuidado mais integral e humanizado.

INTRODUÇÃO

A comunicação tem um papel fundamental nas relações interpessoais. Trata-se de uma condição básica que constitui o ser humano e carrega consigo a função de transmitir mensagens visando à boa compreensão e interpretação das informações emitidas, por meio verbal ou não verbal.[1] Na área da saúde, observa-se que a comunicação é crucial para, dentre outros fatores, a psicoeducação do paciente sobre sua doença, a melhoria da qualidade de vida e o aumento do senso de dignidade tanto do paciente quanto do familiar que o acompanha.[2]

Além dos benefícios anteriormente descritos, a comunicação atua como uma ferramenta importante nas práticas de cuidado desenvolvidas pela equipe de enfermagem, permitindo a formação de vínculos terapêuticos entre enfermeiro e paciente. Uma boa comunicação possibilita a realização dos procedimentos de forma sensível e empática, promovendo a diminuição do sofrimento e o aumento do conforto durante a hospitalização.[1] Portanto, deve-se considerar que cada paciente, com suas experiências de vida, expectativas e etapa de desenvolvimento, requer diferentes estratégias comunicativas.

Ao pensar na adolescência, caracterizada por mudanças físicas e psicológicas, compreende-se que essas transformações afetam diretamente a forma como o adolescente percebe a si mesmo e interage com o mundo ao seu redor. Entretanto, quando esse jovem se depara com o diagnóstico de câncer e frequentes hospitalizações, entra em maior contato com o sofrimento e fica vulnerável a uma situação na qual é preciso realizar procedimentos invasivos que alteram sua aparência e afetam a autoestima, distanciando-o de seus pares e de sua rotina.[3]

Ao reconhecer a importância da comunicação para o estabelecimento de vínculo e a redução do sofrimento, identifica-se a necessidade de saber como enfermeiros e adolescentes com câncer percebem a comunicação entre si no contexto hospitalar. Além, disso, neste capítulo, busca-se compreender as barreiras e os facilitadores percebidos pelos enfermeiros em sua interação com os adolescentes em tratamento oncológico.

Este capítulo provém da dissertação de mestrado da primeira autora (Weston FCL), motivada por sua experiência profissional no setor de internação de oncologia pediátrica em um hospital filantrópico do Sul do país. Durante sua prática, a autora observou as enfermeiras como as principais agentes para compreender as necessidades de cada paciente, e concluiu que a ação dessas profissionais pode diminuir os impactos biopsicossociais advindos do tratamento oncológico. Entretanto, também vivenciou as dificuldades enfrentadas pela equipe assistencial para se vincular aos adolescentes com câncer em um contexto de excesso de demandas, falta de recursos humanos e ausência de apoio institucional para acolher as consequências físicas e psicológicas advindas do cuidar. Logo, este capítulo visa não apenas a documentar os desafios enfrentados e refletir sobre os aspectos comunicacionais que permeiam o cuidado hospitalar, mas também a destacar a relevância de políticas e práticas que fortaleçam o suporte emocional e físico aos adolescentes e aos enfermeiros durante o tratamento oncológico.

MÉTODOS

É importante destacar que são fornecidos os resultados de uma pesquisa realizada no período de 2020 a 2022, auge da pandemia de Covid-19, portanto a abordagem metodológica utilizada foi impactada pelo contexto em que as pesquisadoras e os pacientes estavam inseridos. Inicialmente, planejava-se conduzir dois estudos qualitativos por meio de entrevistas semiestruturadas presenciais, o primeiro tendo os adolescentes hospitalizados como entrevistados, e o segundo abordando a equipe de enfermagem. Entretanto, com o advento da pandemia, optou-se por não expor os adolescentes, a maioria imunossuprimida, aos riscos de uma entrevista, e, concomitantemente, foi mantida a entrevista com a equipe de enfermagem de forma online.

O trabalho de pesquisa ocorreu em duas etapas, o que levou ao desenvolvimento de dois produtos decorrentes da dissertação: uma revisão integrativa sobre o assunto, que abordou principalmente a perspectiva dos adolescentes hospitalizados sobre sua comunicação com a equipe de enfermagem;[4] e um segundo artigo empírico qualitativo que tratou da perspectiva da equipe de enfermagem, a ser publicado na *Revista Psicologia e Saúde* (no prelo). Este capítulo é um terceiro produto dessa dissertação que busca trazer novas reflexões sobre as entrevistas realizadas com a equipe de enfermagem, assim como enfatizar as diferentes estratégias que podem ser desenvolvidas pela instituição de saúde para qualificar a comunicação entre a equipe de enfermagem e os adolescentes com câncer hospitalizados.

Portanto, a discussão aqui apresentada decorre principalmente do material empírico obtido na dissertação. Foram realizadas entrevistas semiestruturadas por meio da plataforma Google Meet, entre junho de 2021 e janeiro de 2022, com enfermeiras que atuavam no setor de Oncologia Pediátrica. O roteiro da entrevista foi elaborado pela mestranda e sua orientadora, tanto a partir das experiências da primeira autora como por meio da utilização de artigos revisados sobre o assunto. Foram observados todos os cuidados éticos durante a condução da pesquisa, sendo esta aprovada pelo Comitê de Ética em Pesquisa da Universidade Federal do Rio Grande do Sul (CAAE 44937421.6.0000.5334).

Foi utilizado o método bola de neve para o recrutamento das participantes.[5] Durante o estudo, foram entrevistadas oito enfermeiras que atuavam na oncologia pediátrica: seis em instituições filantrópicas (sem fins lucrativos, e o atendimento é prestado tanto para pacientes do Sistema Único de Saúde quanto para convênios e particulares) e duas em instituições privadas. Em média, as profissionais atuavam como enfermeiras havia seis anos.

Após a transcrição dos encontros com as enfermeiras, aplicou-se a análise temática proposta por Braun e Clarke,[6] seguindo as etapas de: 1) familiarização com os dados encontrados nas conversas; 2) criar códigos iniciais; 3) buscar temas e revisá-los; 4) definir e nomear os temas; e, por fim, 5) elaborar o relatório. Os temas na pesquisa são definidos como um padrão de significados encontrados durante as entrevistas que capturaram algo importante em relação à pergunta de pesquisa "Quais as percepções de enfermeiras que atuam na oncologia pediátrica sobre a sua comunicação com adolescentes com câncer?"

A PERSPECTIVA DOS ADOLESCENTES HOSPITALIZADOS SOBRE A SUA COMUNICAÇÃO COM A EQUIPE DE ENFERMAGEM: O QUE DIZEM OS ARTIGOS?

Será apresentado um breve panorama da literatura sobre o tema para contextualizar como as publicações têm abordado essa problemática no meio acadêmico.[4] Por meio da inserção da estratégia de busca nas bases de dados, foram encontrados 458 artigos para a leitura dos títulos e resumos, dos quais 40 foram mantidos para a leitura na íntegra. Após a aplicação dos critérios de inclusão e leitura dos artigos, foram selecionados sete estudos para a condução da revisão integrativa. Somente um dos artigos foi realizado no Brasil, e nenhum abordou a comunicação em internações oncológicas. A Tabela 1 mostra os principais resultados obtidos dos estudos selecionados referentes à pergunta de pesquisa, caso os leitores deste capítulo desejem consultá-los.

A revisão integrativa nos trouxe reflexões significativas sobre a percepção dos adolescentes quanto à sua comunicação com a equipe de enfermagem. Percebemos que essa faixa etária valoriza as habilidades de comunicação dos enfermeiros, assim como identifica que o relacionamento com as profissionais é um fator decisivo para a satisfação com o serviço de saúde.[12]

A valorização de uma comunicação que respeite a individualidade e a autonomia é destacada de diferentes formas nos artigos selecionados. Jamalimoghadam et al.[13] descrevem a importância atribuída pelo adolescente de ser chamado pelo primeiro nome, assim como seu desejo de receber informações sobre o tratamento realizado.

TABELA 1. Artigos e seus resultados sobre a comunicação entre adolescentes e a equipe de enfermagem

Autores (ano)	Título	Resultados relevantes
Olsen et al., 2016[7]	Adolescents' lived experiences while hospitalized after surgery for ulcerative colitis	Aprecia-se a comunicação empática, bem-humorada e que transpareça calma por parte da enfermagem. Os adolescentes não aprovam uma comunicação fria e autoritária.
Pavanatto et al., 2015[8]	Contributions of ludic care in nursing to chemical detoxification due to the use of crack cocaine	O adolescente valoriza a abordagem lúdica e a vê como um respeito à individualidade, auxiliando na mudança de comportamentos destrutivos.
Jamalimoghadam et al., 2015[9]	Hospitalized adolescents' perception of dignity: a qualitative study	O adolescente valoriza o enfermeiro que realiza atividades lúdicas. A comunicação amigável afeta o sentimento de dignidade no hospital. Valorizam ser chamados pelo primeiro nome e confiam aos enfermeiros segredos que não contariam aos pais.
Salamone-Violi et al., 2015[10]	'I don't want to be here but I feel safe': referral and admission to a child and adolescent psychiatric inpatient unit: the young person's perspective	Segundo os participantes, os enfermeiros estão sempre ocupados. O adolescente por vezes tem que esperar e suas demandas não são atendidas.
Clift et al., 2007[11]	Adolescents' experiences of emergency admission to children's wards	Os adolescentes percebem a enfermagem como a equipe mais presente no hospital e apreciam quando o enfermeiro se apresenta pelo primeiro nome. Valorizam a disponibilidade do enfermeiro para conversar, e a interação com a equipe reduz o isolamento social e melhora a percepção do tempo de internação.

continua

TABELA 1. Artigos e seus resultados sobre a comunicação entre adolescentes e a equipe de enfermagem (*continuação*)

Autores (ano)	Título	Resultados relevantes
Biering e Jensen, 2017[12]	The concept of patient satisfaction in adolescent psychiatric care: a qualitative study	Os adolescentes reconhecem a necessidade de serem disciplinados pelos enfermeiros. Há uma preferência por conversarem com a equipe de enfermagem por se encontrarem todo dia. Gostam de ser vistos como indivíduos e valorizam a comunicação sem julgamentos. Não gostam quando há uma comunicação dura.
Jamalimoghadam et al., 2018[13]	How do hospitalized adolescents feel safe? A qualitative study	Desconforto quando há procedimentos invasivos e a enfermagem não pede permissão para realizá-los. Há valorização do respeito à autonomia e de ser chamado pelo primeiro nome, assim como apreciam receber informações sobre o tratamento.

Entretanto, é interessante destacar que, mesmo havendo um reconhecimento da autonomia por parte dos adolescentes, estes também têm um apreço pela disciplina imposta pela equipe de enfermagem, reconhecendo que essa atitude visa à sua saúde, aumentando sua satisfação com o serviço.[12] Contudo, a forma como esses limites e orientações são dados afeta de forma importante seu engajamento no tratamento ou oposição a ele. Uma das questões identificadas como central ao longo da leitura dos materiais selecionados é que a resistência dos adolescentes aos tratamentos recebidos não vem da imposição de limites por parte da equipe de enfermagem, mas sim quando a comunicação é realizada de forma fria e autoritária.[7,12,13]

Uma comunicação com atitude gentil, calma e bem-humorada por parte da equipe de enfermagem contribui para a qualidade e o bem-estar das vivências dos adolescentes hospitalizados.[8,9] Curiosamente, as enfermeiras entrevistadas durante o estudo empírico parecem concordar, compreender e atuar com uma abordagem mais lúdica e amigável. Assim, essas informações obtidas por meio da revisão estão em consonância com aquelas obtidas no estudo empírico.

PERCEPÇÕES DAS ENFERMEIRAS SOBRE A COMUNICAÇÃO COM OS ADOLESCENTES HOSPITALIZADOS COM CÂNCER: ESTUDO EMPÍRICO

A partir das entrevistas, foram identificados os temas "Abordagens na comunicação" e "Proximidade com a morte", e ambos são centrais para a compreensão de como se estabelece essa comunicação. Foi identificado nas entrevistas que as enfermeiras utilizam com sucesso diferentes estratégias de comunicação com os adolescentes com câncer para o estabelecimento de vínculos essenciais para a manutenção do tratamento. Entretanto, algumas estratégias se mostram menos eficazes quando elas reconhecem o processo de terminalidade desses pacientes.

Ao longo das entrevistas, as participantes mencionaram diferentes abordagens que utilizam com o objetivo de estabelecer uma comunicação adequada com o adolescente com câncer. Alguns dos exemplos mencionados foram: perguntar como o paciente está e manter uma escuta atenta; desenvolver brincadeiras sobre diferentes aspectos do cotidiano do paciente, sejam do contexto hospitalar, sejam de fora dele; maior cuidado na comunicação durante a realização dos procedimentos; e estabelecer limites de forma afetuosa. Estas estratégias também são percebidas como mais efetivas pelos adolescentes. Ambos os atores identificam que a comunicação de qualidade é aquela bem-humorada, afetuosa e, quando necessária, disciplinadora. Veja o excerto a seguir:

> *"Então tu tem que falar do dia a dia, das coisinhas que eles gostam, que a gente sabe que eles gostam, que eles ainda podem fazer. Então futebol é meu canal de acesso, né? (...) Tem a questão dos jogos, que eles jogam bastante. Os joguinhos, mas o que que a gente incentiva? Que um paciente que está em tratamento oncológico não pode entrar noite adentro jogando. Ele precisa dormir, ele precisa descansar, ele precisa, né. Então a gente tenta botar uns limites assim (...)"* (E5, 23 anos de experiência)

Jamalimoghadam et al.[9] indicam que, mesmo a enfermagem exercendo frequentemente um papel disciplinador, os adolescentes hospitalizados compartilham segredos com a equipe que não confiariam aos pais. Essa experiência pode auxiliar o profissional a obter mais informações e a qualificar a assistência prestada. As enfermeiras entrevistadas percebem no seu cotidiano que esse fenômeno decorre de uma comunicação amigável, que possibilita ao adolescente estabelecer um vínculo terapêutico de qualidade. Observe um dos relatos obtidos:

> *"E como a gente ali faz várias coisas, entra em vários momentos no quarto, então eles acabam vendo como um amigo, assim, né, tipo alguém que eles podem ter a liberdade de falar de outras coisas também."* (E8, 2 anos de experiência)

Apesar de percebermos nas falas o uso de diferentes técnicas de comunicação, as entrevistadas as consideram insuficientes quando se deparam com um adolescente em final de vida. Estudos internacionais já demonstraram a dificuldade da equipe de enfermagem em enfrentar a morte, principalmente ao lidar com pacientes pediátricos. Esses profissionais, de maneira geral, descrevem o atendimento às crianças e adolescentes em final de vida como uma experiência mais traumática e mais difícil de processar quando comparada àquela vivenciada na morte de um paciente adulto.[14] O mesmo foi encontrado nas entrevistas da pesquisa para este capítulo, nas quais as enfermeiras relatam angústia, ansiedade e tristeza ao se depararem com a possibilidade da morte do adolescente. Veja a fala de uma enfermeira:

> *"Foi muito sofrido, a morte dele foi muito lenta (...) Foram dias que a gente no meio do plantão chorava, vinha o médico do paliativo falar com a gente pra saber se a gente tava bem pra tratar ele, e a gente começava a chorar assim, desesperadamente..."* (E4, 5 anos de experiência)

Identificamos uma barreira emocional para que ocorra uma comunicação de qualidade com o adolescente, já que, em um estado de constante sofrimento, como o relatado acima, torna-se desafiador para o enfermeiro manter uma postura profissional e afetuosa. Um estudo realizado na China também identificou barreiras na interação dos enfermeiros com pacientes pediátricos em fim de vida. Os profissionais atribuíram essas dificuldades ao medo da morte e à própria inabilidade de se comunicar ao enfrentar um tema sensível.[14] Sentimentos similares podem ser observados no trecho a seguir:

> *"Eu chegava nesse leito e eu ficava com a fala assim trancada, travada, eu não sabia o que falar com ele. Porque ele sabia que ia morrer entendeu, então não tinha o que eu falar. Que que eu vou falar para uma criança, para um adolescente que sabe que vai morrer, né?"* (E4, 5 anos de experiência)

Apesar dos fortes sentimentos que emergem ao assistir um adolescente em processo de morte, em nenhuma das entrevistas realizadas foi mencionada uma rede de apoio proporcionada pelo hospital aos profissionais enlutados. Somente uma das entrevistadas descreveu que o médico do serviço de Cuidados Paliativos perguntou sobre a saúde da equipe de enfermagem, porém isso foi uma iniciativa desse profissional, não uma norma estabelecida pela instituição. A mesma profissional relata que buscou, por iniciativa própria, um tratamento psicoterapêutico para enfrentar essas vivências sofridas e afirmou: *"Sabendo que talvez o trabalho estivesse me adoecendo, eu escolhi não parar de trabalhar e me tratar"* (E4).

A constante exposição à perda torna os enfermeiros do setor de Oncologia vulneráveis à fadiga por compaixão, que é caracterizada por sintomas como exaustão e redução do sentimento de empatia pelos pacientes e familiares.[14] Intervenções realizadas no horário de trabalho, como espaços para meditação e atividades educativas sobre o luto, têm potencial para prevenção e redução dos sintomas de fadiga por compaixão, e provê-las deve ser considerado uma responsabilidade da instituição empregadora.[15] Infelizmente, o acesso a essas intervenções não parece ser uma realidade das enfermeiras entrevistadas.

Há também outros comportamentos que podem ser adotados para o enfrentamento da morte de um paciente. Destaca-se a importância de o profissional reconhecer seus limites, manter a saúde física e procurar fazer atividades físicas e de lazer que tragam conforto e bem-estar fora do horário de trabalho. A partir do estímulo ao autocuidado do enfermeiro, é possível impactar positivamente tanto sua qualidade de vida quanto a assistência que presta ao adolescente com câncer em final de vida. Logo, ações que promovam a saúde mental das profissionais de enfermagem são percebidas como importantes para o estabelecimento de uma comunicação de qualidade com os adolescentes.

CONSIDERAÇÕES FINAIS

Ao longo do capítulo, expusemos as diferentes percepções sobre a comunicação que ocorre entre os adolescentes com câncer e os enfermeiros que os assistem. Os adolescentes valorizam ter sua individualidade respeitada e apreciam abordagens lúdicas e bem-humoradas por parte da equipe, enquanto as enfermeiras entrevistadas parecem compreender as necessidades desses pacientes, interagindo de forma otimista e por meio de conversas não relacionadas ao tratamento.

Apesar de as enfermeiras utilizarem estratégias diversas para a comunicação com o adolescente com câncer hospitalizado, elas parecem ser insuficientes quando há a perspectiva de morte do paciente. Falas trancadas e angústia se tornam uma barreira para a interação, e torna-se evidente a necessidade de implementar políticas e práticas que fortaleçam o suporte emocional e físico aos enfermeiros que trabalham com adolescentes com câncer, principalmente aqueles em final de vida. Espaços de meditação e reflexão, assim como atividades educativas sobre o luto, são exemplos de intervenções que poderiam ser proporcionadas pelas instituições de saúde para mitigar os impactos que advêm do cuidar.

Este capítulo não apenas registra as percepções de enfermeiras e adolescentes sobre sua comunicação durante a hospitalização, mas também ressalta a importância de uma abordagem compassiva no âmbito da oncologia pediátrica. A capacitação de enfermeiros no enfrentamento ao luto e no desenvolvimento de um cuidado emocionalmente sustentável é essencial para garantir que os adolescentes tenham dignidade, conforto e apoio contínuo em seu tratamento.

REFERÊNCIAS

1. Ruth P. Comunicação em cuidados paliativos e sobre o fim da vida: uma revisão de literatura de última geração sobre pesquisa analítica de conversação em saúde. Res Lang Soc Interact. 2024;57(1):127-48.
2. Rapa E, Hanna JR, Pollard T, Santos-Paulo S, Gogay Y, Ambler J, et al. Exploring the experiences of healthcare professionals in South Africa and Uganda around communicating with children about life-threatening conditions: a workshop-based qualitative study to inform the adaptation of communication frameworks for use in these settings. BMJ Open. 2023;13(1):e064741.
3. Hughes L, Taylor RM, Beckett AE, Lindner OC, Martin A, McCulloch J, et al. The emotional impact of a cancer diagnosis: a qualitative study of adolescent and young adult experience. Cancers. 2024;16(7):1332.
4. Weston FCL, Pedroso ME, Santos DP dos, Dias ACG. Comunicação de adolescentes hospitalizados com a equipe de enfermagem: revisão integrativa. Rev Enferm UERJ [Internet]. 2023 [citado 01 fev. 2025];31(1):e68547. Disponível em: https://www.e-publicacoes.uerj.br/enfermagemuerj/article/view/68547.
5. Parker C, Scott S, Geddes A. Snowball sampling. In: Atkinson P, Delamont S, Cernat A, Sakshaug JW, Williams RA, editors. SAGE Research Methods Foundations. Los Angeles: Sage; 2019.
6. Braun V, Clarke V. Using thematic analysis in psychology. Qual Res Psychol. 2006;3(2):77-101.
7. Olsen IO, Jensen S, Larsen L, Sorensen EE. Adolescents' lived experiences while hospitalized after surgery for ulcerative colitis. Gastroenterol Nurs. 2016;39(4):287-96.
8. Pavanatto PA, Gehlen MH, Ilha S, Zamberlan C, Rangel RF, Nietsche EA. Contributions of ludic care in nursing to chemical detoxification due to the use of crack cocaine. Rev Gaúcha Enferm. 2015;36(2):50-5.

9. Jamalimoghadam N, Yektatalab S, Momennasab M, Ebadi A, Zare N. Hospitalized adolescents' perception of dignity: a qualitative study. Nurs Ethics. 2015;26(3):728-37.
10. Salamone-Violi GM, Chur-Hansen A, Winefield HR. 'I don't want to be here but I feel safe': referral and admission to a child and adolescent psychiatric inpatient unit: the young person's perspective. Int J Ment Health Nurs. 2015;24(6):569-76.
11. Clift L, Dampier S, Timmons S. Adolescents' experiences of emergency admission to children's wards. J Child Health Care. 2007;11(3):195-207.
12. Biering P, Jensen VH. The concept of patient satisfaction in adolescent psychiatric care: a qualitative study. J Child Adolesc Psychiatr Nurs. 2017;23(3):143-50.
13. Jamalimoghadam N, Yektatalab S, Momennasab M, Ebadi A, Zare N. How do hospitalized adolescents feel safe? A qualitative study. J Nurs Res. 2018;27(2):e14.
14. Bian W, Cheng J, Dong Y, Xue Y, Zhang Q, Zheng Q, et al. Experience of pediatric nurses in nursing dying children – a qualitative study. BMC Nurs. 2023;22(1):126.
15. Collier J, Bergen T, Li H. An integrative review of strategies to prevent and treat compassion fatigue in oncology nurses. Can Oncol Nurs J. 2024;34(1):28-37.

SEÇÃO II

Cuidado integral em saúde: prevenção, promoção e humanização

10

Integração profissional e clínica em equipes de saúde: atuação do psicólogo organizacional

Gardênia da Silva Abbad
Elaine Rabelo Neiva
Ricardo Silva dos Santos Durães

RESUMO

Este capítulo explora o conceito de integração do cuidado em saúde, destacando a perspectiva multinível e o papel da interdisciplinaridade e da interprofissionalidade no fortalecimento dos sistemas de saúde. São apresentados os principais atores envolvidos nesse processo, além de modelos teóricos, como Rainbow e Singer, que analisam os mecanismos de integração em dimensões macro, meso e micro. O texto discute ainda a atuação de psicólogos(as) em sistemas de saúde, enfatizando sua contribuição para a coordenação de equipes, a mediação de conflitos e a humanização do cuidado. Barreiras e desafios ao trabalho colaborativo em equipes interdisciplinares são analisados, juntamente com estratégias para superá-los. Por fim, o capítulo propõe recomendações para intervenções práticas e futuras pesquisas voltadas à avaliação da integração do cuidado, reforçando sua importância para um atendimento eficiente, sustentável e centrado no paciente.

CONCEITO DE INTEGRAÇÃO DO CUIDADO EM SAÚDE

Definição e importância da integração do cuidado em saúde

A integração do cuidado em saúde é essencial nos sistemas contemporâneos, destacando-se pela coordenação contínua entre níveis de atenção – primária, secundária e terciária – para oferecer atendimento centrado no paciente, reduzir fragmentações e otimizar recursos. Essa abordagem é especialmente relevante em condições crônicas, que requerem acompanhamento de longo prazo e ações coordenadas para melhorar a qualidade de vida dos pacientes.[1,2]

Compreendida como um conjunto de práticas moldadas por fatores contextuais, a integração do cuidado não se limita a uma única intervenção. É um conceito amplo, que abrange intervenções clínicas, organizacionais e políticas voltadas à eficiência dos serviços, à experiência dos pacientes e a resultados positivos. No entanto, embora existam exemplos bem-sucedidos, os benefícios da integração ainda não apresentam consistência universal. Estudos apontam que a integração pode reduzir a duplicação de serviços, melhorar a experiência do paciente e garantir acesso oportuno, mas não necessariamente diminui custos diretos ou melhora a relação custo-benefício de maneira uniforme.[2]

No Brasil, a Política Nacional de Redes de Atenção à Saúde (RAS) operacionaliza essa integração por meio de protocolos clínicos, sistemas informatizados e equipes interdisciplinares, promovendo fluxo contínuo de informações e ações na rede de atendimento. Apesar desses esforços, persistem desafios como a fragmentação de ações e a falta de comunicação entre níveis. Superar esses problemas exige investimento em tecnologia, capacitação profissional e estratégias que promovam articulação entre serviços.[2]

A literatura sobre cuidados integrados reflete uma tensão entre diferentes perspectivas. Por um lado, há esforços para criar unidade entre serviços, pacientes e organizações; por outro, modelos conceituais de atenção integrada, ao buscar coerência descontextualizada, muitas vezes ignoram a complexidade dos contextos e das necessidades dos atores envolvidos. Pacientes, profissionais de saúde e formuladores de políticas têm ideias distintas sobre o que constitui um atendimento integrado, o que torna desafiador medir seus efeitos.[2]

Embora estudos tenham identificado impactos positivos na qualidade do atendimento, a integração enfrenta desafios metodológicos significativos. Metanálises destacam dificuldades para agregar dados e atribuir causalidade a intervenções cumulativas. Um enquadramento alternativo sugere tratar a atenção integrada como uma estratégia abrangente, em vez de uma intervenção isolada a ser avaliada.[2]

A integração do cuidado, portanto, é tanto uma meta quanto um processo contínuo, com potencial de melhorar a eficiência dos sistemas de saúde e a experiência dos pacientes, mas que requer adaptação às especificidades contextuais e investimento contínuo para superar barreiras operacionais e metodológicas.

Perspectiva multinível da integração

A integração do cuidado em saúde opera em níveis interconectados, cada um com papéis específicos e complementares. O nível micro concentra-se no atendimento individualizado, no qual profissionais de saúde como médicos, enfermeiros e psicólogos interagem diretamente com os pacientes para implementar planos terapêuticos personalizados. Essa interação é decisiva para garantir que as necessidades específicas dos pacientes sejam atendidas.[1,3]

O nível meso abrange a gestão organizacional, incluindo coordenação de fluxos de trabalho, comunicação entre unidades e o uso de tecnologias como prontuários eletrônicos. Esse nível é responsável por implementar estratégias que garantam a continuidade do cuidado entre os serviços primários, secundários e terciários.[3,4] Por exemplo, a territorialização dos serviços permite que os profissionais compreendam melhor as demandas locais, adaptando as práticas às realidades regionais.

O nível macro engloba a formulação de políticas públicas, o financiamento e a regulamentação para viabilizar a integração sistêmica. No Brasil, a governança da RAS desempenha um papel essencial nesse nível ao alinhar os objetivos nacionais com a prática local. Essa abordagem multinível é fundamental para atender às complexas demandas do sistema de saúde, especialmente em situações que envolvem doenças crônicas ou emergências de saúde pública.[4]

Caráter multidisciplinar e multiprofissional

O caráter multidisciplinar e multiprofissional da integração do cuidado é um dos pilares de sua eficácia. Ele exige colaboração entre médicos, enfermeiros, psicólogos, assistentes sociais e gestores, cada grupo contribuindo com habilidades e conhecimentos únicos. A interação interprofissional é essencial para oferecer soluções integradas, reduzindo redundâncias e melhorando a qualidade do atendimento.[5]

Pesquisas destacam que, para que a colaboração seja eficaz, é necessário superar barreiras culturais e organizacionais, incluindo a falta de clareza nos papéis e a comunicação limitada entre as equipes. A integração interdisciplinar requer não apenas o alinhamento técnico, mas também o desenvolvimento de relações de confiança e respeito mútuo.[5]

No Brasil, as equipes de Saúde da Família representam um exemplo bem-sucedido de integração multiprofissional. Essas equipes são compostas por médicos, enfermeiros, agentes comunitários e, em alguns casos, psicólogos, que trabalham em conjunto para atender às demandas da população local.

A formação contínua e o uso de tecnologias de comunicação têm se mostrado ferramentas valiosas para superar desafios e maximizar os benefícios dessa abordagem.[3,4]

Principais atores no sistema de saúde

Os sistemas de saúde envolvem múltiplos atores, cada um desempenhando papéis fundamentais na integração do cuidado. Equipes multiprofissionais de saúde, formadas por médicos, enfermeiros, psicólogos e outros trabalhadores da área de saúde e áreas afins, atuam na linha de frente, oferecendo atendimento direto a pacientes. Essas equipes realizam seu trabalho com apoio do pessoal administrativo e técnico, de gestores e administradores de unidades de saúde, que fornecem recursos materiais, financeiros, tecnológicos, logísticos e humanos às equipes, organizam os fluxos de trabalho e garantem o alinhamento dos recursos às necessidades da população.[4]

Além disso, os *stakeholders* externos, incluindo familiares, cuidadores, comunidades e outras instituições intersetoriais, desempenham papéis fundamentais no sistema de saúde. No contexto brasileiro, o Sistema Único de Saúde (SUS) estabelece conexões com organizações de assistência social, o Judiciário e empresas prestadoras de serviços, entre outros, para fortalecer a governança compartilhada. Essa articulação busca equilibrar os interesses de diferentes grupos, promovendo maior equidade e eficiência no acesso aos serviços de saúde, especialmente em contextos de doenças crônicas e situações de alta complexidade.[1]

Os mecanismos de integração do cuidado em sistemas de saúde têm sido investigados por meio de modelos teóricos que integram múltiplas dimensões, níveis de análise e de atenção em saúde. A seção a seguir apresenta uma breve descrição de dois modelos considerados relevantes e influentes na literatura científica da área.

MODELOS DE ANÁLISE DA INTEGRAÇÃO DO CUIDADO EM SISTEMAS DE SAÚDE

Os dois modelos mais citados na literatura científica internacional apresentam uma série de componentes e dimensões subjacentes à integração do cuidado em saúde: são eles o modelo Rainbow[6] e o modelo de integração em saúde.[7] O modelo Rainbow foi desenvolvido após extensas revisões de literatura e cuidadosos processos de painéis de validação por especialistas em Atenção Primária à Saúde (APS), realizadas na Holanda e em conferências internacionais, ocorridas em Singapura e em Bruxelas. Conforme ilustrado na Figura 1, o modelo Rainbow descreve dimensões que desempenham papéis interconectados e pertencentes a estes três níveis de análise: macro (integração do sistema), meso (integração organizacional e profissional) e micro (clínico, serviço e integração pessoal). O modelo também propõe dimensões transversais, denominadas integração funcional e normativa, que permitem a integração de atividades de diferentes níveis de prestação de serviços coordenados, contínuos, abrangentes dos indivíduos e da população.

O modelo Rainbow adota uma definição abrangente de prestação de cuidados integrados em saúde que busca compreender as demandas singulares e complexas das pessoas e da população, considerando os fatores biopsicossociais como elementos fundamentais na oferta de serviços de qualidade. Em virtude da complexidade dos mecanismos de integração do cuidado em saúde, requeridas por sistemas como o SUS, é preciso analisar os diversos mecanismos e dimensões que precisam ser considerados na avaliação dos serviços em diferentes níveis de análise e de atenção em saúde. As perspectivas focadas na pessoa e na população, conforme propostas pelo modelo Rainbow, podem facilitar a análise e a melhoria do cuidado em sistemas de saúde.

Embora o modelo Rainbow tenha sido desenvolvido inicialmente para a avaliação da atenção primária, as dimensões têm sido adaptadas para aplicação em outros níveis de atenção e pesquisadas em vários países. Diversos estudos relatam evidências de validade externa do modelo e de instrumentos de avaliação de integração de cuidados em sistemas de saúde em diferentes países e contextos.[8]

As definições desses tipos de integração, apresentadas a seguir, foram inspiradas principalmente nos estudos de Calciolari et al.,[9] Valentijn et al.,[6] Valentijn et al.[8] e Valentijn et al.:[10]

- **Integração do sistema**: desenvolvida para abordar o alinhamento de regulamentações, estruturas de responsabilização e políticas de gestão, esta dimensão conecta os serviços de saúde por meio de regras comuns. Os principais avaliadores são formuladores de políticas e gestores estratégicos e intermediários, responsáveis por assegurar a coordenação sistêmica do cuidado.
- **Integração organizacional**: focada na coordenação entre unidades de saúde, esta dimensão avalia como os esforços são organizados para integrar cuidados, compartilhando objetivos estratégicos e utilizando mecanismos de governança e incentivos. Gestores de diferentes níveis organizacionais desempenham papéis centrais na avaliação dessa integração.

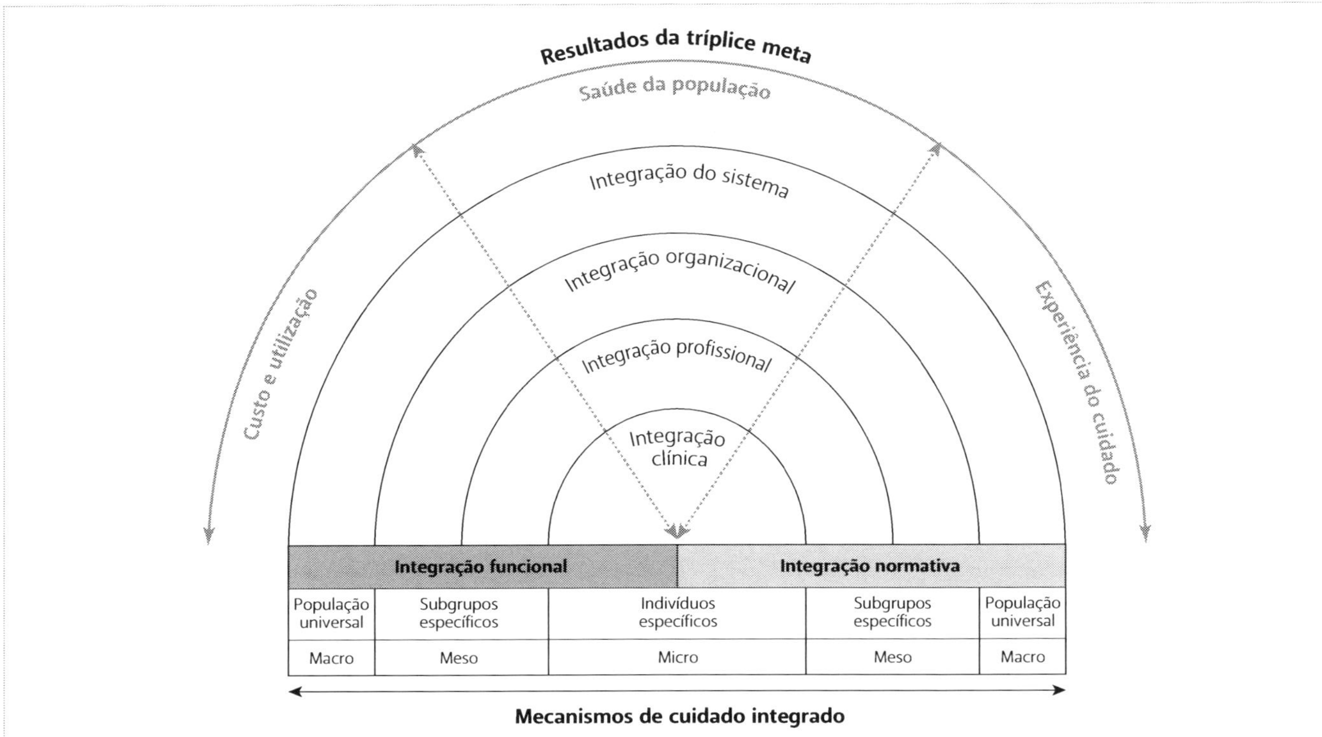

FIGURA 1 Modelo Rainbow de mecanismos de integração do cuidado em saúde.

Fonte: adaptada e traduzida de Valentijn et al., 2019.[6]

- **Integração normativa**: esta dimensão mede o alinhamento de normas, valores e culturas compartilhados entre parceiros do cuidado, orientando práticas integradas. Líderes de equipes e gerentes intermediários são *stakeholders* essenciais para garantir a consolidação de uma visão coletiva.
- **Integração funcional**: trata do suporte às atividades organizacionais por meio de tecnologia e sistemas de comunicação, fundamentais para facilitar decisões e ações coordenadas entre diferentes níveis do sistema. A eficácia desses mecanismos é avaliada por profissionais, gestores e líderes de equipe.
- **Integração profissional**: enfatizando o compartilhamento de papéis, informações e responsabilidades entre equipes, esta dimensão promove a colaboração interprofissional e a continuidade do cuidado. Fatores como confiança e respeito mútuo são essenciais, sendo avaliados por profissionais e líderes.
- **Integração clínica**: descreve a organização do cuidado em torno das necessidades dos usuários, promovendo transições adequadas e a coordenação de processos. Pacientes, cuidadores, profissionais e administradores avaliam o suporte e a continuidade no cuidado clínico.
- **Centralidade do cuidado nas pessoas**: desenvolvida para enfatizar o envolvimento ativo de pacientes e cuidadores como parceiros no planejamento e autocuidado, esta dimensão destaca a importância da alfabetização em saúde e da tomada de decisões compartilhadas. Profissionais, pacientes, cuidadores e administradores são fundamentais para garantir a qualidade e a continuidade do cuidado, especialmente em contextos de doenças crônicas.

A primeira medida inspirada no modelo Rainbow foi desenvolvida para avaliar o nível de integração de cuidados na atenção primária, capturando as opiniões de todos os atores envolvidos nos processos de integração de cuidados em saúde.[6] Contudo, as dimensões do modelo não se reproduzem de maneira equivalente nas várias amostras em que foi testado. O modelo tem demonstrado valor heurístico, inspirando diversos estudos que adaptam suas dimensões às particularidades de diferentes contextos, sem necessariamente replicar todas as dimensões originalmente propostas.[8] No entanto, o instrumento de integração de cuidados, administrado inicialmente na Holanda, ainda precisa passar por adaptações transculturais para validar sua aplicação em outros sistemas de saúde, como o SUS.

O modelo Rainbow foi desenvolvido para medir a integração de cuidados na atenção primária, buscando captar as opiniões de diferentes atores envolvidos nos processos de coordenação e integração em saúde. Embora seja promissor, apresenta limitações, como a falta de evidências robustas de validade externa e estruturas fatoriais que não confirmam as seis dimensões originais propostas por Valentijn et al.[10] Além disso, as adaptações feitas em diversos países muitas vezes não contemplam todas as dimensões do modelo original, dificultando a comparabilidade entre medidas. Apesar disso, o modelo Rainbow facilita a compreensão das interações entre níveis de atenção – macro, meso e micro – e destaca elementos transversais importantes, como a integração funcional e normativa, essenciais para promover um cuidado coordenado.

Por outro lado, o modelo Singer[11] descreve cinco tipos de integração que interligam fatores contextuais, características organizacionais e sociais, atividades e resultados, como apresentado na Figura 2. A integração estrutural refere-se aos vínculos operacionais, financeiros ou jurídicos entre organizações e equipes dentro de sistemas de saúde. A integração funcional analisa como normas, políticas e protocolos escritos apoiam a tomada de decisões e a coordenação de esforços. Já a integração normativa mede o grau de compartilhamento de valores, culturas e visão comum entre unidades e organizações. A integração interpessoal, por sua vez, avalia a colaboração entre profissionais de diferentes disciplinas, pacientes e cuidadores, enquanto a integração de processos examina o fluxo coordenado de atividades organizacionais para assegurar a continuidade do cuidado.

Esses cinco tipos de integração estão interligados em uma cadeia lógica na qual os fatores contextuais influenciam diretamente a ocorrência das integrações, que, por sua vez, afetam os resultados intermediários, como o cuidado integrado ao paciente, e os resultados, como eficiência, qualidade técnica, experiência positiva do paciente e melhoria da saúde. No entanto, esses processos integrados podem aumentar os custos dos serviços e, em alguns casos, reduzir a satisfação dos provedores de saúde.[11] Além disso, o modelo Singer permite diagnosticar barreiras e implementar melhorias nos sistemas de saúde, como a criação de processos clínicos mais eficientes, o fortalecimento da colaboração interpessoal e o compartilhamento de funções, valores e normas.

Os modelos Rainbow e Singer oferecem abordagens complementares para análise e implementação da integração do cuidado em saúde. O modelo Rainbow destaca as dimensões multinível e elementos transversais, facilitando a compreensão das interações entre diferentes níveis e serviços de saúde. Já o modelo Singer enfatiza os diferentes tipos de integração, fornecendo uma abordagem prática e adaptável aos desafios organizacionais e sociais. Essas perspectivas serão exploradas em maior profundidade nas próximas seções,

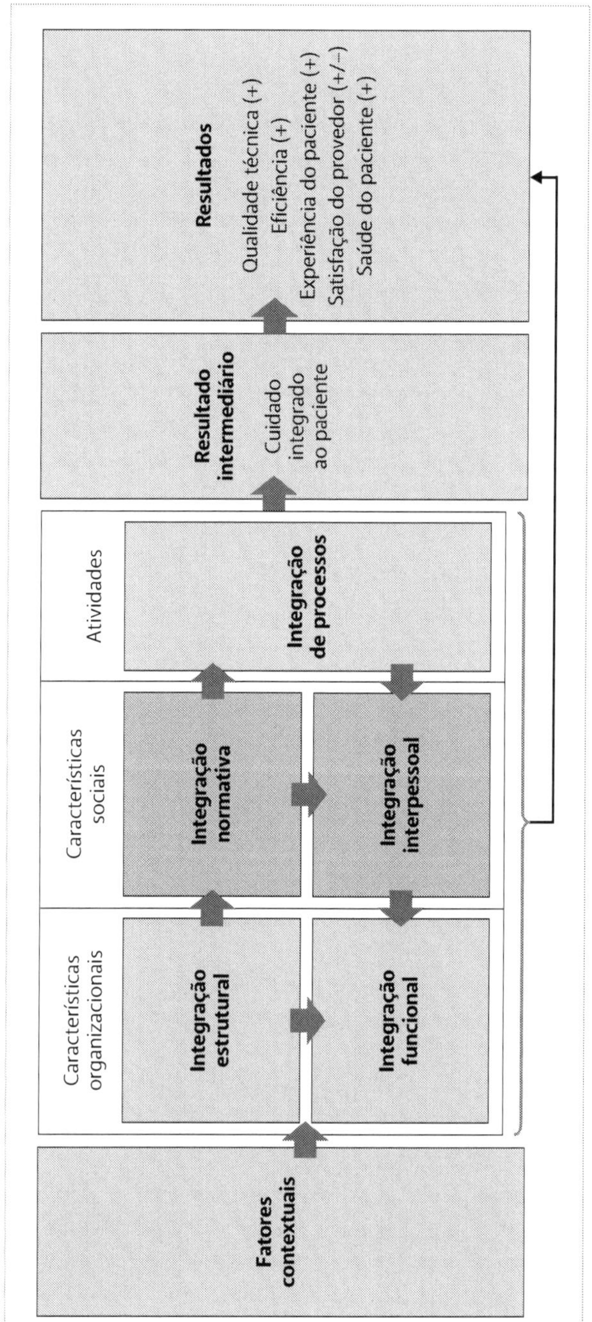

FIGURA 2 O modelo conceitual abrangente de integração.

Fonte: adaptada e traduzida de Singer et al., 2020.[11]

com ênfase no contexto do SUS. Exemplos concretos, como a articulação entre equipes interdisciplinares, o uso de tecnologias para a integração funcional e estratégias de governança compartilhada, demonstrarão a aplicação prática dessas dimensões e tipos de integração no fortalecimento do cuidado integrado no Brasil.

Breve abordagem sobre a atuação de profissionais da psicologia em sistemas de saúde

A psicologia é uma área essencial em contextos de saúde, contribuindo para o cuidado integral do paciente e o funcionamento eficiente das equipes e organizações. No nível organizacional, os(as) profissionais da psicologia atuam, por exemplo, na gestão hospitalar, participando do planejamento estratégico, monitoramento, avaliação e aprimoramento contínuo de processos de trabalho, além da gestão de pessoas, especialmente em processos de seleção, colocação, avaliação, treinamento e educação de profissionais de saúde.

Na esfera organizacional, psicólogos(as) também promovem intervenções voltadas à integração entre equipes, mediação de conflitos, melhorias na comunicação interprofissional e promoção da qualidade de vida daqueles que atuam em todos os níveis de atenção à saúde. Nos ambientes de trabalho, avaliam e mitigam os impactos do estresse ocupacional, contribuindo para a saúde mental dos profissionais de saúde e demais integrantes do corpo técnico e administrativo das unidades de saúde.

Na prática clínica, psicólogos apoiam pacientes na gestão de condições crônicas e no enfrentamento de diagnósticos complexos, além de integrarem equipes de programas de atenção básica. No âmbito do SUS, políticas públicas como os Centros de Atenção Psicossocial (Caps), incluindo os Caps Álcool e Drogas (Caps AD), e os programas de Saúde da Família, preveem a presença de psicólogos como parte essencial das equipes.[3] Essa multifacetada atuação, respaldada pelas diretrizes do SUS, faz da psicologia um componente indispensável para a implementação de sistemas de saúde integrados e centrados no paciente, contribuindo para a humanização e a eficácia no atendimento.[12] Em contextos hospitalares, profissionais de psicologia também colaboram na humanização do cuidado, ajudando a minimizar o estresse de internações prolongadas e atuando em residências e equipes multiprofissionais.

A integração do cuidado em saúde depende da qualidade da comunicação entre profissionais, pessoal técnico e administrativo das diferentes organizações que compõem o sistema de saúde, bem como entre esses profissionais, pacientes, cuidadores e demais *stakeholders*.

Apesar dos esforços para integrar o cuidado, ainda são comuns desafios e barreiras à comunicação interdisciplinar e interprofissional em equipes de saúde. Alguns desses problemas, desafios e soluções associados ao trabalho colaborativo e à implementação de mecanismos de integração do cuidado em sistemas de saúde serão tratados na próxima seção.

EQUIPES INTERDISCIPLINARES E MULTIPROFISSIONAIS: DESAFIOS E HABILIDADES ESSENCIAIS

O trabalho em equipes de saúde exige o desenvolvimento de habilidades socioafetivas e cognitivas, que ainda são insuficientemente trabalhadas nos cursos de graduação. Barreiras frequentes incluem o desconhecimento de papéis e responsabilidades e diferenças culturais e de jargões técnicos, além da falta de habilidades de tomada de decisão em equipes inter e multiprofissionais.[12,13]

Habilidades fundamentais para promover o cuidado integrado incluem distinguir papéis na equipe, debater opiniões sobre o cuidado, compartilhar informações em turnos, continuar tarefas de colegas, tomar decisões conjuntas e compartilhar responsabilidades sobre o cuidado prestado. Mitigar barreiras à comunicação requer linguagem acessível, escuta ativa, admissão de erros, pedidos de desculpas quando necessário e opiniões expressas de forma assertiva.[12]

A pandemia de Covid-19 evidenciou lacunas na formação em habilidades não técnicas, como a comunicação de más notícias e a colaboração interprofissional. Algumas dessas demandas foram supridas por meio de aprendizagem informal durante a crise. Estratégias eficazes incluem fortalecer modelos mentais compartilhados da equipe, integrar profissionais de suporte e compartilhar conhecimentos interprofissionais.[12]

Apesar das diretrizes curriculares reformuladas para os cursos de graduação, a formação em saúde ainda é predominantemente unidisciplinar, com ênfase em habilidades técnicas e científicas, negligenciando habilidades socioafetivas. Mesmo em residências multiprofissionais, persistem lacunas na oferta de treinamentos que desenvolvam competências para trabalho inter e transdisciplinar, fundamentais para incluir pacientes e cuidadores na tomada de decisão sobre tratamentos. Essas deficiências foram relatadas por residentes em estudos no Brasil, evidenciando a necessidade de intervenções educacionais que priorizem *soft skills*.[12]

A integração profissional e clínica, essencial para a prestação de cuidado integral e humanizado, depende da redução de barreiras à comunicação e do fortalecimento das habilidades socioafetivas. Intervenções psicológicas, como treinamentos em empatia e comunicação assertiva, podem fortalecer o trabalho em equipe. Instrumentos psicométricos para diagnosticar lacunas colaborativas permitem intervenções específicas, enquanto a mediação de conflitos por psicólogos reduz barreiras interpessoais.[12]

As dimensões do modelo Singer destacam a integração interpessoal e de processos como centrais para superar desafios. Já o modelo Rainbow reforça a abordagem multinível, mostrando como intervenções no nível micro, como treinamentos, impactam positivamente os níveis meso e macro.[11] No contexto do SUS, desafios como barreiras culturais e falhas de comunicação requerem estratégias alinhadas a esses modelos. Intervenções que promovam habilidades colaborativas fortalecem a centralidade do cuidado integrado, contribuindo para o fortalecimento do SUS.

A aplicação de modelos como Rainbow e Singer e a implementação de intervenções psicológicas são fundamentais para superar desafios no trabalho em equipes interdisciplinares. Essas estratégias promovem um cuidado colaborativo, centrado no paciente e adaptado às complexidades do sistema de saúde, fortalecendo a integração em diferentes níveis e dimensões.

INTEGRAÇÃO PROFISSIONAL E CLÍNICA

Embora a psicologia atue em múltiplos níveis e dimensões do sistema de saúde, incluindo aspectos organizacionais, normativos e interprofissionais, a escolha por enfatizar a integração profissional e clínica neste tópico se dá pela centralidade desses níveis na interação direta com pacientes e equipes. A integração profissional se concentra no compartilhamento de papéis, competências e responsabilidades dentro de equipes interdisciplinares, enquanto a integração clínica aborda a coordenação de serviços ao redor das necessidades dos usuários, garantindo transições adequadas e a continuidade do cuidado.[11] Essas dimensões são fundamentais para a implementação prática de sistemas de saúde integrados e permitem exemplificar como a psicologia atua no micro e meso, sem desconsiderar sua relevância em outros níveis e dimensões, conforme discutido anteriormente. Também é importante salientar que essas dimensões dependem enormemente da integração funcional que constrói mecanismos, procedimentos e sistemas que viabilizam a atuação coordenada, coesa e integrada entre os profissionais das equipes.

Além disso, ao abordar a integração profissional e clínica, este capítulo destaca como essas dimensões se conectam aos níveis macro e meso do modelo Rainbow e às integrações funcional e normativa descritas no modelo

Singer.[11] Essa abordagem reforça o papel transversal da psicologia, que contribui para alinhar práticas interprofissionais e coordenar serviços de forma colaborativa, promovendo benefícios tanto no nível do paciente quanto na organização de sistemas de saúde.

A integração profissional e clínica pode ser entendida como o grau de coordenação na prestação de cuidados de saúde, abrangendo funções, atividades e unidades operativas de um sistema. É composta por seis componentes principais: desenvolvimento de protocolos clínicos; uniformidade e acessibilidade aos registros médicos; coleta e utilização de resultados clínicos; esforço de programação e planejamento clínico; compartilhamento de serviços clínicos de suporte; e compartilhamento das linhas de produção clínicas.[10-13,15] Além desses, as autoras deste capítulo acrescentaram dois indicadores relevantes para a prática contemporânea: o compartilhamento de decisões com o paciente e o desenvolvimento de um diálogo constante e respeitoso entre os profissionais. Essa ampliação busca refletir avanços nas abordagens centradas no paciente e na colaboração interprofissional, elementos fundamentais para sistemas de saúde integrados.

Os indicadores apresentados refletem aspectos centrais da integração funcional, pois envolvem tecnologias e processos que facilitam o compartilhamento de informações e a coordenação entre diferentes profissionais e unidades de saúde. A uniformidade e acessibilidade aos registros médicos, por exemplo, são fundamentais para garantir a continuidade do cuidado e promover a eficiência na tomada de decisões. Além disso, o compartilhamento de decisões com o paciente e o desenvolvimento de um diálogo constante entre os profissionais destacam o alinhamento entre as integrações funcional e interpessoal, conforme descrito no modelo Singer.[11] Essa articulação evidencia como as tecnologias de informação, combinadas a práticas colaborativas, contribuem para melhorar a coordenação dos cuidados em todos os níveis do sistema de saúde.

O gerenciamento de casos e a gestão da doença são componentes fundamentais da integração profissional e clínica e se alinham diretamente às dimensões micro e meso do modelo Rainbow e às integrações interpessoal e de processo do modelo Singer. O gerenciamento de casos promove a continuidade e coordenação dos serviços ao longo do tempo, com um profissional dedicado a conectar diferentes níveis de atenção e organizações. Já a gestão da doença se concentra no atendimento a populações específicas, combinando as melhores práticas clínicas, tecnologias de informação e recursos integrados, exemplificando a interdependência das dimensões funcional e normativa em sistemas complexos.[10-12,14]

Os mecanismos de integração de cuidados mais reconhecidos, como formação de equipes multidisciplinares, processos clínicos únicos e programação e planejamento das altas, se conectam à integração funcional e de processo descrita por Singer et al.[11] Esses mecanismos também refletem a necessidade de articulação entre os níveis macro e meso do modelo Rainbow, permitindo a coordenação eficaz entre serviços e profissionais em diferentes níveis de atenção. Tais práticas evidenciam como a gestão de fluxos organizacionais e clínicos pode aprimorar o cuidado centrado no paciente.

O funcionamento de equipes multidisciplinares e interdisciplinares é uma prática essencial que exemplifica a integração interpessoal no modelo Singer. Essas equipes podem operar de maneira horizontal, quando compostas por profissionais do mesmo nível, ou vertical, quando reúnem profissionais de diferentes níveis de atenção, criando uma ponte entre as dimensões micro, meso e macro do modelo Rainbow. Essa abordagem multiprofissional é essencial para lidar com a complexidade crescente das demandas em saúde.[10,11,12]

A coordenação de competências entre membros das equipes é um exemplo prático da integração profissional, conforme descrito no modelo Rainbow. O alinhamento entre diferentes disciplinas, quando bem estruturado, aumenta a eficiência e melhora os resultados do cuidado ao paciente. Estudos demonstram que a lógica conjunta e harmonizada na atuação das equipes multiprofissionais é essencial para evitar redundâncias e promover sinergias no cuidado.[10-12,14]

Para que equipes multiprofissionais e interdisciplinares possam operar efetivamente, é essencial considerar os fatores de integração funcional, como a proximidade geográfica e o suporte tecnológico para comunicação eficiente. Esses fatores, descritos como decisivos no modelo Rainbow, são indispensáveis para garantir que a integração clínica ocorra de forma coordenada, maximizando a resposta às demandas locais e ampliando o impacto no nível meso.[10,11]

Ao conectar o gerenciamento de casos, a gestão da doença e os mecanismos de integração aos modelos Rainbow e Singer, é possível compreender como práticas interdisciplinares e multiprofissionais contribuem para a coordenação efetiva do cuidado. A articulação entre as dimensões macro, meso e micro e os tipos de integração funcional, interpessoal e de processo reforçam a relevância dessas estratégias para alcançar a integração do cuidado de maneira sustentável e centrada no paciente.

CONSIDERAÇÕES FINAIS

A integração do cuidado em saúde é um elemento central para enfrentar os desafios crescentes nos sistemas de saúde contemporâneos, especialmente diante da fragmentação e da complexidade das demandas assistenciais. Este capítulo destacou que os modelos Rainbow e Singer oferecem abordagens complementares e práticas para compreender e implementar estratégias de integração profissional e clínica. Esses modelos não apenas facilitam a coordenação entre diferentes níveis de atenção e organizações, mas também promovem a colaboração interprofissional, a comunicação efetiva e o foco nas necessidades do paciente. No contexto do SUS, a aplicação desses conceitos é fundamental para fortalecer a articulação entre equipes e melhorar a qualidade do cuidado prestado. Avançar na construção de sistemas integrados exige a combinação de evidências científicas, tecnologia e o fortalecimento de competências interpessoais e organizacionais, garantindo um cuidado humanizado, eficiente e sustentável, centrado no bem-estar dos pacientes e de suas comunidades.

REFERÊNCIAS

1. Flexa R. Processo decisório em sistemas de saúde: uma revisão da literatura. Saúde Soc. 2018;27(3):729-39.
2. Hughes G, Shaw S, Greenhalgh T. Rethinking integrated care: a systematic hermeneutic review of the literature on integrated care strategies and concepts. Milbank Quarterly. 2020;98(2):446-92.
3. Instituto Nacional de Saúde da Mulher, da Criança e do Adolescente Fernandes Figueira (IFF/Fiocruz) – Área de Atenção Clínica à Criança e ao Adolescente – Ambulatório de Pediatria. Compartilhamento do cuidado entre os níveis da atenção à saúde: ambulatório especializado e Atenção Primária à Saúde. Rio de Janeiro: IFF; 2018.
4. Ravioli AF, De Soárez PC, Scheffer MC. Modalidades de gestão de serviços no SUS: revisão narrativa. Cad Saúde Pública. 2018;34(4).
5. Van Staalduinen DJ, van den Bekerom PEA, Groeneveld SM, Franx A, Stiggelbout AM, van den Akker-van Marle ME. Differing professional perspectives on interprofessional collaboration in IPUs. Int J Integr Care. 2023;23(3):5.
6. Valentijn PP, Pereira F, Sterner CW, Vrijhoef HJM, Ruwaard D, Hegbrant J, Strippoli GFM. Validation of the Rainbow Model of Integrated Care Measurement Tools (RMIC-MTs) in renal care for patient and care providers. PLoS One. 2019;14(9):e0222593.
7. Singer SJ, Burgers J, Friedberg M, Rosenthal MB, Leape LL, Schneider EC. Defining and measuring integrated patient care: promoting the next frontier in healthcare delivery. Med Care Res Rev. 2011;68:112-27.
8. Valentijn PP, Tymchenko L, Gruisen W, Bruls B, Abdalla Pereira F, Arends RY. Effectiveness of integrated care for diabetes mellitus type 2, cardiovascular and chronic respiratory diseases: a systematic review and meta-analysis. Int J Integr Care. 2024;24(3):16.

9. Calciolari S, González Ortiz L, Goodwin N, Stein V. Validation of a conceptual framework aimed to standardize and compare care integration initiatives: the project Integrate framework. J Interprof Care. 2022;36(1):152-60.
10. Valentijn PP. Rainbow of chaos: a study into the theory and practice of integrated primary care. Int J Integr Care. 2016;16(2):3.
11. Singer SJ, Kerrissey M, Friedberg M, Phillips R. A comprehensive theory of integration. Med Care Res Rev. 2020;77(2):196-207.
12. Gaspar FDR, Abbad GS. Lacunas, desafios e soluções para o desenvolvimento de habilidades socioafetivas em residência da área de saúde. In: Soares AB, Mourão L, Monteiro MC, editors. O estudante universitário: permanência, habilidades sociais, competência social e relações com o mundo do trabalho. Curitiba: Appris; 2024. p.437.
13. Abbad GS, Parreira C, Pinho D, Queiroz E, Torres A, Furlanetto D, et al. Formação e processos educativos em saúde. In: Abbad GS, Parreira CMSF, Pinho DLM, Queiroz E, editors. Ensino na saúde no Brasil: desafios para a formação profissional e qualificação para o trabalho. Curitiba: Juruá; 2016. p.27-48.
14. Valentijn PP, Pereira F, Sterner CW, Vrijhoef HJM, Ruwaard D, Hegbrant J, Strippoli GFM. Validation of the Rainbow Model of Integrated Care Measurement Tools (RMIC-MTs) in renal care for patient and care providers. PLoS One. 2019;14(9): e0222593.
15. Devers KJ, Shortell SM, Gillies RR, Anderson DA, Mitchell JB, Erickson KL. Implementing organized delivery systems: an integration scorecard. Health Care Manag Rev. 1994;19(3):7-20.

11

Indicadores de saúde mental e capacidade laboral em profissionais da Atenção Básica durante a pandemia de Covid-19

Eduardo Espíndola Fontoura Junior
João Massuda Junior
Fernando Faleiros de Oliveira

RESUMO

A eclosão da pandemia de Covid-19, no início de 2020, afetou profundamente a rotina dos trabalhadores, em especial profissionais da saúde, colocando-os sob condição de risco laboral. Buscou-se investigar a prevalência de transtornos mentais menores (TMM) e sua relação com a capacidade para o trabalho (CT) de profissionais da saúde. Tratou-se de um estudo quantitativo, exploratório, descritivo e de corte transversal. Participaram 279 trabalhadores de saúde da Atenção Básica, do município de Dourados (MS), entre setembro de 2021 e fevereiro de 2022. Foi identificada uma prevalência de 43,7% de TMM e 45,5% de CT reduzida. A pesquisa reconheceu que trabalhadores com boa/ótima capacidade de trabalho não foram considerados casos suspeitos de TMM. Já profissionais com baixa/péssima capacidade para o trabalho foram reconhecidos como suspeitos de TMM. Constatou-se que a pandemia agravou as condições de trabalho desses profissionais, repercutindo negativamente sobre sua saúde mental, historicamente sob risco, e sobre sua capacidade para o trabalho.

INTRODUÇÃO

A Covid-19 é uma enfermidade que ocasiona desconforto respiratório agudo, decorrente de um vírus identificado no final do ano de 2019 na província de Hubei, na China, o qual foi nomeado pela Organização Mundial da Saúde (OMS) como Sars-CoV-2. Especula-se que a doença surgiu na cidade de Wuhan, local em que os primeiros casos de pneumonia de etiologia desconhecida foram reportados à OMS, sendo considerada, por esse motivo, o epicentro da pandemia. Posteriormente, a pandemia de Covid-19 foi constituída, pela OMS, como uma Emergência de Saúde Pública de Importância Internacional (ESPII), o mais alto nível de alerta, conforme previsto pelo Regulamento Sanitário Internacional (RSI). Tal decisão foi tomada com o objetivo de aperfeiçoar a coordenação, a cooperação e a solidariedade global para conter a propagação do vírus.[1]

A doença em questão gera uma ampla gama de sintomas, dentre eles, respiratórios e digestivos, com manifestações que podem oscilar desde enfermidades de baixa gravidade a condições graves como pneumonia, insuficiência respiratória aguda e choque séptico. Em razão da falta de um tratamento específico e eficaz, da inexistência de uma vacina disponível quando do surgimento da doença e da rápida propagação do vírus, os sistemas de saúde em todo o mundo todo foram submetidos a um aumento expressivo na quantidade de internações e óbitos, o que causou maior pressão interna sobre as equipes envolvidas e uma demanda elevada por mais recursos humanos.[2]

Ao longo da pandemia de Covid-19, os profissionais de saúde, atuantes na linha de frente de combate à enfermidade, foram reconhecidos como a população de maior risco de contaminação, tornando-se suscetíveis também a desenvolver transtornos psicológicos, pelas condições de trabalho a que estavam submetidos. Destaca-se, nesse cenário, a equipe de enfermagem, que teve papel crucial no enfrentamento da pandemia, pois, mesmo diante da falta de vacinas ou medicamentos curativos, utilizaram ferramentas que se tornaram essenciais para a prevenção da Covid-19, como a educação em saúde. Além disso, por possuírem técnicas científicas para auxiliar na assistência aos enfermos e na prevenção da disseminação da doença, decorrente de seu olhar holístico e científico, fizeram diferença no cuidado e na recuperação dos pacientes.[3]

A pandemia de Covid-19 instigou e surpreendeu a comunidade científica por sua veloz disseminação e elevadas taxas de mortalidade e morbidade. Os pesquisadores e, principalmente, os trabalhadores da área da saúde não estavam preparados em níveis material e de conhecimento. Esses trabalhadores vivenciaram experiências tão intensas que deixaram marcas profundas em suas vidas, dada a necessidade de mudanças associadas à esfera pessoal, precisando mudar totalmente sua rotina, a interação trabalho-família e causando a privação de momentos importantes, e profissional, tendo de se adaptar ao novo ritmo e carga de trabalho e às novas técnicas implementadas.[4]

Especificamente quanto aos trabalhadores da Atenção Primária à Saúde (APS), observou-se, durante o período pandêmico, a carência na oferta de equipamentos de proteção individual (EPI) para a segurança desses profissionais, aumentando seu risco de infecção. Carga de trabalho/horas de trabalho excessivas, disponibilidade inadequada de EPI, sensação de apoio inadequado, alta taxa de infecção entre os trabalhadores, medo de contaminar membros da família, isolamento social e casos de óbitos na própria equipe de saúde têm se destacado como as principais razões para os resultados psicológicos adversos. Logo, essa população também foi identificada como psicologicamente vulnerável, sendo exposta a um risco aumentado de infecção, doença e, consequentemente, mortalidade.[5]

Pesquisas nacionais e internacionais, realizadas com enfermeiros durante a pandemia, frequentemente identificaram elevados níveis de ansiedade, depressão, estresse, estresse pós-traumático, problemas físicos e de saúde mental. Aumento na ingestão de álcool e tabagismo também foi identificado nesses estudos, sendo reconhecidos efeitos negativos para a performance laboral e a qualidade de vida desses profissionais. Quanto ao uso de álcool e tabaco, é importante registrar que tais substâncias têm característica ansiolítica, sendo mais consumidas em contextos críticos e extremos como uma forma de mecanismo de fuga e podendo levar à dependência química. Ademais, profissionais de saúde fumantes têm maior suscetibilidade à infecção por Sars-CoV-2, dado que é uma doença respiratória.[6,7]

Para os profissionais da APS que atuavam na linha de frente durante o período da pandemia, as condições de trabalho desfavorecidas, somadas a questões emocionais e psicológicas, como medo e estresse, propiciaram a manifestação de sintomas subclínicos, como dor de cabeça e muscular, irritabilidade, fadiga e problemas de sono, fatores que podem desencadear ou agravar doenças como depressão e ansiedade. Nesse cenário, alguns profissionais que apresentaram problemas com o sono utilizaram medicamentos adquiridos somente com receitas médicas como meio de regulagem, automedicando-se sem quaisquer acompanhamentos com outros profissionais especializados e expondo-se a riscos inerentes a esse tipo de comportamento.[7]

Especificamente na região Centro-Oeste (Distrito Federal e Mato Grosso do Sul), estudos realizados com profissionais da saúde indicaram uma incidência considerável de casos de estresse, ansiedade e depressão entre esses trabalhadores. Elevada demanda laboral, ausência do distanciamento social, má qualidade do sono e renda mensal baixa também interferiram diretamente na rotina e no desempenho profissional desses trabalhadores, prejudicando suas relações interpessoais, acarretando seu desgaste, físico e psicológico, e contribuindo para um maior risco de infecção.[8,9]

De forma geral, a literatura nacional e internacional tem destacado que a elevada exploração dos profissionais da saúde, decorrente de sobrecarga e precarização das circunstâncias de trabalho, mau gerenciamento da crise, divulgação de informações inverídicas e desvalorização dos serviços de saúde, tem contribuído para o aumento de angústia, preocupação, insatisfação, desgaste e adoecimento físico e mental desses trabalhadores, razão pela qual este capítulo melhor busca compreender esse cenário no município de Dourados (MS), investigando a prevalência de transtornos mentais menores (TMM) em profissionais da saúde durante o período da pandemia e sua relação com a capacidade para o trabalho desses indivíduos.

PERCURSO METODOLÓGICO

Delineamento, aspectos éticos e composição da amostra

Tratou-se de um estudo aprovado pelo Comitê de Ética em Pesquisa com Seres Humanos da Universidade Estadual de Mato Grosso do Sul (UEMS), sob o parecer n. 4.393.782, com delineamento exploratório-descritivo, de corte transversal e quantitativo, com coleta em fase única realizada no período de setembro de 2021 a fevereiro de 2022, com trabalhadores de saúde da rede de Atenção Básica do município de Dourados, buscando cerca de 270 participantes (de acordo com cálculo amostral proporcional), com nível de confiança de 95% e margem de erro de 5%, conforme modelo proposto por Carlotto, Barcinski e Fonseca.[10]

O estudo teve como critérios de inclusão para a composição da amostra:

- Trabalhadores da saúde pública que atuam no Sistema Único de Saúde (SUS) (médicos, enfermeiros, dentistas, técnicos de enfermagem, auxiliares de enfermagem e agentes comunitários de saúde, entre outros).
- Trabalhadores que atuaram no atendimento a pacientes (usuários) na linha de frente de combate à Covid-19 nas unidades de saúde em Dourados.

Foram critérios de exclusão:

- Trabalhadores afastados da atividade laboral no período da coleta de dados.
- Trabalhadores indígenas.

Assim, das 41 Unidades Básicas de Saúde (UBS) do município, houve respondentes de 70% delas (29 unidades), que resultaram em 279 trabalhadores (das mais variadas profissões da saúde) como componentes da amostra, atendendo ao recorte proposto.

Coleta, instrumentos e análise de dados

A coleta de dados foi realizada utilizando o aplicativo Google Forms, que tem apresentado segurança na coleta e no armazenamento. Portanto, a aplicação dos instrumentos de autorrelato ocorreu de forma *on-line*, com o *link* para o acesso à pesquisa divulgado pelos sistemas de comunicação da Secretaria Municipal de Saúde de Dourados e por meio de contatos telefônicos e agendamentos para coleta.

Foram utilizados os seguintes instrumentos:

- **Questionário Sociodemográfico Ocupacional:** conjunto de questões fechadas, constituído por informações sociais, demográficas e ocupacionais construídas especificamente para essa pesquisa, por serem consideradas relevantes.
- **Self-Report Questionnaire (SRQ-20[11]):** questionário de rastreio de quatro quadros sintomáticos de transtornos mentais menores recomendado pela OMS. É constituído de 20 perguntas dicotômicas (sim/não), que podem ser respondidas por meio de autorrelato ou entrevista. Para cada sim, atribui-se um ponto, com o escore variando de 0 a 20 pontos. O escore de corte recomendado (e adotado neste capítulo) é igual ou maior a sete respostas positivas, para ambos os sexos, como indicativos de TMM. Os agrupamentos são compostos por questões que tratam dos seguintes temas: Humor depressivo-ansioso (nervosismo, tensão, preocupação, facilidade para se assustar, tristeza, choro frequente); Sintomas somáticos (dores de cabeça, insônia, desconforto estomacal, má digestão, falta de apetite, tremores nas mãos); Decréscimo de energia vital (rapidez para se cansar, cansaço constante, dificuldade para decidir, falta de satisfação nas tarefas, sofrimento no trabalho, dificuldade de pensar claramente); Pensamentos depressivos (sentimento de inutilidade, perda de interesse geral, pensa em dar fim à vida).
- **Índice de Capacidade para o Trabalho (ICT[12]):** considera as demandas físicas e mentais e os recursos e a condição de saúde dos trabalhadores para avaliar a capacidade para o trabalho (CT) a partir da percepção do próprio agente, por meio de dez questões (destacada a questão 4, que tem

51 itens sobre diferentes diagnósticos médicos), sintetizadas em sete dimensões. O escore varia de 7 a 49 pontos, interpretados da seguinte forma: 7 a 27 pontos - baixa CT; 28 a 36 pontos - CT moderada; 37 a 43 pontos - boa CT; 44 a 49 - ótima CT. A variável também foi dicotomizada em CT satisfatória (ótima e boa) e CT insatisfatória (moderada e fraca) para avaliação global das populações pesquisadas.[12]

Os dados foram tabulados e analisados pelo *software* Statistical Package for Social Sciences (SPSS), versão 22, com o que se utilizaram estatística descritiva, testes de hipóteses (Qui-quadrado e o t de Student para variáveis independentes), médias e frequências segundo o tipo de variável, com $p \leq 0,05$ como valor de significância estatística.

RESULTADOS E DISCUSSÃO

Participaram do estudo 279 trabalhadores de saúde da Atenção Básica, do município de Dourados. A análise dos dados sociodemográficos indicou que os participantes eram em sua maioria do sexo feminino (80,3%), com idade entre 35 e 50 anos (57,0%), brancos (59,1%) e pardos (33,7%), casados ou em união estável (61,2%).

Diversas categorias profissionais foram investigadas, sendo as profissões mais representativas neste estudo: agentes comunitários(as) de saúde (28,7%), enfermeiros(as) (17,9%), técnicos(as) de enfermagem (10,4%), dentistas (9,0%), trabalhadores administrativos em saúde (7,5%), médicos(as) (7,2%) e auxiliares de enfermagem (6,8%). Grande parte dos participantes revelou atuar na profissão em questão há mais de dez anos (65,2%), o que indica serem profissionais experientes em sua área de atuação. Quanto ao tempo de serviço no local de trabalho atual, a maioria dos respondentes (55,9%) informou trabalhar na unidade há no máximo 5 anos. Entre os profissionais pesquisados, 79,9% responderam trabalhar entre 21 e 40 horas semanais. Apenas 25,8% dos participantes indicaram trabalhar em mais de um serviço, durante o período de realização da pesquisa, o que ampliaria sua carga horária semanal de trabalho.

Diante dos desafios impostos pelo cenário pandêmico, buscou-se investigar a disponibilidade de materiais e insumos necessários para o trabalho dos profissionais de saúde participantes do estudo. A análise dos dados coletados revelou a escassez de recursos nas unidades de saúde nas quais esses profissionais atuavam, uma vez que grande parte dos participantes indicou não haver em quantidade suficiente máscaras cirúrgicas (52,0%), máscaras N95/PFF2 (46,2%), capote/avental (46,2%), luvas de procedimento (52,3%), proteção ocular (38,4%) e gorro/touca/propé descartável (42,7%), enquanto outros apontaram a indisponibilidade de máscaras cirúrgicas (15,1%), máscaras N95/PFF2 (21,5%), capote/avental (23,7%), luvas de procedimento (24,7%), proteção ocular (30,8%) e gorro/touca/propé descartável (30,5%) em seu local de trabalho.

Cabe salientar que o cenário identificado no lócus dessa pesquisa não difere da realidade apurada por diversos estudos realizados, nacional e internacionalmente, durante o período da pandemia, em que foi frequentemente apontada a indisponibilidade de EPI para os profissionais de saúde, o que aumentou a exposição deles à contaminação pelo vírus em questão.[5]

Na pesquisa, a indisponibilidade ou escassez de materiais e insumos de trabalho somou-se a um elevado número de profissionais contaminados pelo coronavírus (45,5%), o que contribuiu para que se sentissem desprotegidos em seu trabalho (42,3%) ou apenas às vezes se sentissem protegidos (36,2%) quando no desempenho de suas atividades ocupacionais.

Para avaliar a necessidade de apoio aos trabalhadores quanto à sua capacidade física e mental para o trabalho, foram analisados os dados coletados por meio do instrumento de pesquisa ICT. Os resultados indicaram que 54,5% dos respondentes apresentavam boa ou ótima capacidade para o trabalho quando da coleta dos dados. No entanto, para 6,5% dos profissionais investigados, seria necessária a implementação de medidas para a restauração de sua capacidade laboral, tendo em vista a baixa capacidade identificada. Já para o restante, 39,1% dos respondentes, seria necessário adotar medidas para melhorar sua capacidade para o trabalho, uma vez que esta foi diagnosticada como moderada.

Dentre as alterações apresentadas de maneira significativa na amostra pesquisada, destacaram-se, por agrupamento de distúrbios, doenças musculoesqueléticas (32,55%), distúrbios emocionais (12,62%), doenças endócrinas ou metabólicas (10,44%), doenças respiratórias (9,66%), doenças digestivas (8,49%) e doenças neurológicas ou dos órgãos do sentido (7,24%). Somados, esses seis grupos correspondem a 81% das alterações reportadas pelos trabalhadores participantes do estudo (Tabela 1).

Em pesquisas realizadas com grupos e instrumentos similares, foi verificado que uma maior capacidade para o trabalho está relacionada ao modo como se conduzem as relações sociais e de que forma se realiza a gestão de pessoas das equipes de trabalhadores da saúde.[3,13,14] Em relação a esse aspecto, pode-se inferir que, por si só, a pandemia exigiu dos serviços e estabelecimentos de saúde protocolos e ações de enfrentamento, os quais sofreram constantes revisões e atualizações, de acordo com as descobertas relacionadas

TABELA 1 Alterações apresentadas de maneira significativa, por agrupamento de distúrbios (n = 1.284)

Alterações apresentadas de maneira significativa	N	Frequência absoluta	Frequência acumulada
1. Doenças musculoesqueléticas	418	32,55%	32,55%
2. Distúrbios emocionais	162	12,62%	45,17%
3. Doenças endócrinas ou metabólicas	134	10,44%	55,61%
4. Doenças respiratórias	124	9,66%	65,26%
5. Doenças digestivas	109	8,49%	73,75%
6. Doenças neurológicas ou dos órgãos dos sentidos	93	7,24%	81,00%
7. Doenças cardiovasculares	89	6,93%	87,93%
8. Doenças de pele	71	5,53%	93,46%
9. Doenças geniturinárias	56	4,36%	97,82%
10. Doenças do sangue	23	1,79%	99,61%
11. Defeito de nascimento	5	0,39%	100,00%

ao vírus, podendo tal característica do momento investigado ter impacto sobre os resultados apurados no estudo.

Como no Brasil não houve direcionamento centralizado para o desenvolvimento de ações de prevenção e combate à Covid-19, as ações fragmentadas (nas Secretarias Estaduais e Municipais, ou mesmo no próprio ambiente de trabalho) traziam a demanda de constante atualização e mudanças de conduta laboral, que também contribuíram para agravar as condições de saúde física e mental da referida força de trabalho.[2,4-9,13,14]

Especificamente em relação à saúde mental dos trabalhadores, avaliada por meio da aplicação do instrumento SRQ-20 e utilizando-se como ponto de corte escores maiores ou iguais a 7 (sete) para homens e mulheres, a análise dos dados coletados apontou a existência de 122 casos suspeitos para TMM, o que equivale a 43,7% da amostra pesquisada.

Dentre os agrupamentos sintomáticos avaliados entre todos os trabalhadores (n = 279), identificaram-se como de maior prevalência os sintomas somáticos (32,6%), seguidos pelo decréscimo de energia vital (32,0%), humor depressivo-ansioso (26,0%) e pensamentos depressivos (9,4%). Quando analisados apenas os casos suspeitos para TMM (n = 122), há uma modificação nessa distribuição de agrupamentos sintomáticos. Para esse grupo específico, há maior prevalência do decréscimo de energia vital (32,2%), seguido por sintomas somáticos (30,7%), humor depressivo-ansioso (25,7%) e pensamentos depressivos (11,3%).

Uma análise detalhada da distribuição dos sintomas, avaliados por meio do SRQ-20 e reunidos por agrupamento sintomático, pode ser observada na Tabela 2. O detalhamento apresentado permite confrontar os resultados obtidos na amostra geral pesquisada e especificamente para o grupo de trabalhadores identificados como casos suspeitos de TMM.

TABELA 2 Distribuição dos sintomas dos transtornos mentais menores por agrupamento sintomático do SRQ-20

Sintomas	Itens do SRQ-20	Amostra geral (n = 279)	Casos suspeitos (n = 122)
Humor depressivo/ ansioso	Sente-se nervoso(a), tenso(a) ou preocupado(a)	66,7%	95,9%
	Assusta-se com facilidade	30,1%	53,3%
	Sente-se triste ultimamente	45,5%	84,4%
	Chora mais do que de costume	28,0%	55,7%
Sintomas somáticos	Dores de cabeça frequentes	54,1%	77,9%
	Desconforto estomacal	32,3%	57,4%
	Tremores nas mãos	21,1%	44,3%
	Má digestão	34,1%	57,4%
	Dorme mal	55,6%	82,0%
	Falta de apetite	16,1%	26,2%
Decréscimo de energia vital	Dificuldade em tomar decisão	30,8%	47,5%
	Cansa-se com facilidade	52,0%	82,0%
	Dificuldade de pensar claramente	28,7%	52,5%
	Dificuldades de ter satisfação em suas tarefas	38,0%	71,3%
	Sente-se cansado(a) todo o tempo	38,4%	68,9%
	O trabalho/ocupação traz sofrimento	21,9%	40,2%
Pensamentos depressivos	Perdeu o interesse pelas coisas	32,3%	64,8%
	É difícil sentir-se útil/importante	10,8%	22,1%
	Sente-se inútil/sem importância	10,4%	23,0%
	Pensa em dar fim à vida	7,9%	17,2%

Com base nesses resultados, é possível constatar que a prevalência dos sintomas avaliados é significativamente maior na amostra de casos suspeitos em relação à amostra geral dos trabalhadores. Ressalta-se o aumento considerável da prevalência dos sintomas presentes no agrupamento de pensamentos depressivos. Há um aumento de mais de 100% na prevalência dos sentimentos de inutilidade (121%), pensamento sobre dar fim à vida (118%), dificuldade em se sentir útil (105%) e perda do interesse pelas coisas (101%).

Nos demais agrupamentos também são verificados sintomas com aumento expressivo em suas prevalências, como tremores nas mãos (110%), choros em maior intensidade que o de costume (99%), dificuldade em ter satisfação nas tarefas (88%), sentir-se triste ultimamente (85%), percepção de sofrimento associado ao trabalho ou à ocupação (84%) e dificuldade em pensar com clareza (83%).

Em análise exclusivamente quantitativa, observamos que os resultados do estudo (45,6% de CT reduzida e 43,7% de suspeição de TMM entre os participantes) permitem observar que há uma similaridade, para os resultados de CT, em relação ao grupo pesquisado por Magnago et al.,[3] que apresentou CT reduzida em 43,3% dos participantes. Já para TMM, o grupo da presente pesquisa teve maior índice de suspeição quando comparado aos estudos de Magnago et al.[3] (33,7%) - ainda que este tenha sido realizado antes da pandemia - e Moraes et al.[8] (32%), resultado similar à pesquisa de Alves et al.[8] (45%), e índice significativamente menor aos identificados por Messias et al.[13] (65,9%).

Enquanto em todos os grupos dos estudos mencionados destacou-se o grupo sintomático humor depressivo-ansioso e o respectivo item de nervosismo, tensão e preocupação,[3,6,8,13] nesta pesquisa foi identificada a maior prevalência dos sintomas somáticos (32,6%). A alta prevalência desse grupo sintomático[3,6,8,13] acende o alerta para que as causas desses riscos sejam mitigadas por meio do desenvolvimento de ambientes com melhores condições de trabalho, aplicação de medidas de promoção à saúde e escuta qualificada dos trabalhadores, em um serviço de saúde ativo para a força de trabalho.

É importante salientar que a avaliação da saúde mental, relacionada à CT, permite detectar padrões de incidência para caracterizar a interdependência dos resultados, de modo a direcionar de forma mais assertiva a elaboração de intervenções sobre a organização do contexto de trabalho e de estratégias de proteção (em níveis micro, meso e macro) à saúde mental e física dos trabalhadores.

Para investigar a associação entre a CT e a saúde mental dos trabalhadores, foi realizado o teste de correlação de Pearson entre o escore obtido na avaliação do instrumento ICT e o resultado do instrumento SRQ-20. A magnitude das correlações foi classificada em fraca (< 0,30), moderada (0,30 a 0,59), forte (0,60 a 0,90) ou perfeita.[15] O coeficiente de correlação de Pearson indicou uma correlação negativa e moderada entre ambas as variáveis ($r = -0{,}549$; $p = 0{,}000$), apontando que indivíduos com maiores escores para avaliação da suspeição de TMM também apresentaram menores pontuações na escala de avaliação do nível de CT.

A análise individual da correlação entre os sintomas dos TMM e o nível de CT ainda reconheceu a existência de uma correlação negativa e moderada entre a CT e a perda do interesse pelas coisas ($r = -0{,}473$; $p = 0{,}000$), dificuldades para realizar as atividades diárias com satisfação ($r = -0{,}408$; $p = 0{,}000$), dificuldades para pensar com clareza ($r = -0{,}396$; $p = 0{,}000$), dores de cabeça frequentes ($r = -0{,}392$; $p = 0{,}000$), aumento na frequência do choro ($r = -0{,}376$; $p = 0{,}000$), cansar-se com facilidade ($r = -0{,}365$; $p = 0{,}000$), dormir mal ($r = -0{,}338$; $p = 0{,}000$), sentir-se nervoso(a), tenso(a) ou preocupado(a) ($r - 0{,}321$; $p = 0{,}000$) e dificuldades no serviço ($r = -0{,}304$; $p = 0{,}000$).

Os resultados da análise individual identificaram que pessoas com menor CT apresentaram com mais frequência a perda do interesse pelas coisas, maior dificuldade em sentir prazer na realização de suas atividades diárias, maior dificuldade em pensar com clareza, dores de cabeça, aumento na frequência do choro, maior nível de cansaço, maior frequência de problemas com o sono, maior nível de nervosismo, tensão e preocupação e problemas no serviço. Mais uma vez, pode-se inferir que a pandemia de Covid-19 trouxe impactos significativos para a saúde dos trabalhadores da saúde, em especial os da Atenção Primária, por estarem no primeiro atendimento às pessoas (contaminadas ou não) que buscavam apoio do sistema de saúde. Por serem implementadores das políticas de saúde, com ações de longo alcance nos territórios em que se inserem, há de se ter maior cuidado, atenção e intervenções sobre a saúde desse grupo de trabalhadores.[2,8,14]

Já as associações encontradas entre TMM e CT reduzida, assim como para Magnago et al.[3] e Massuda Jr et al.,[14] apontam que as repercussões tendem a suplantar os danos individuais ao trabalhador, físicos e/ou psicológicos, e aprofundar seus efeitos em todos os equipamentos em que ocorrem os serviços de Atenção Primária, na medida em que há tendência de elevação dos afastamentos do trabalho, o que subsequentemente traz sobrecarga aos demais trabalhadores, afetando a qualidade do serviço realizado com o usuário do sistema de saúde.

CONSIDERAÇÕES FINAIS

A pesquisa realizada e os estudos analisados neste trabalho indicam que os profissionais de saúde – especialmente aqueles que atuam na Atenção Primária – estão sujeitos a diversos estressores ocupacionais, dadas as altas exigências físicas e emocionais inerentes às atividades de seu trabalho, visto atuarem com demandas de ordem biológica, física, ergonômica, psicológica e social, dentre outras. No panorama estudado, essa difícil realidade se somou ao evento da pandemia, o que elevou consideravelmente os fatores etiológicos para estresse, ansiedade e sofrimento, como o convívio com o luto, o sentimento de impotência e a falta de coordenação para organização e direcionamento das atividades, agravando a incidência dos quadros de TMM e diminuição da CT na amostra pesquisada.

Ao partir do princípio de que o trabalho é um conjunto de atividades que propõe uma relação direta entre a saúde física e a mental (nexo causal e ontologia biopsicossocial do sujeito), nos ambientes laborais, há de se buscar um maior equilíbrio entre a satisfação e o tensionamento, visando reduzir possíveis agravos e o adoecimento físico e/ou psíquico do trabalhador.

Diante disso, ressalta-se a importância da construção de arranjos institucionais que promovam a saúde biopsicossocial dos profissionais de saúde, por meio da oferta de condições adequadas de trabalho, correto dimensionamento qualitativo e quantitativo da carga de trabalho, disponibilidade de EPI, grupos de apoio, educação continuada e serviços de suporte.

Não se pode esquecer que o trabalho desses profissionais, por si só, envolve diversos riscos, sendo importante desenvolver e implementar estratégias que visem ao adequado gerenciamento dos riscos e à promoção da saúde e segurança ocupacional, contribuindo, assim, para a melhoria da CT desses profissionais. O empenho da organização para garantir um maior equilíbrio entre as demandas existentes e os recursos disponíveis se refletirá não somente na saúde do trabalhador, mas também em todo o serviço de saúde, especialmente no atendimento aos usuários do sistema.

Por fim, os resultados obtidos com a aplicação dos instrumentos utilizados na pesquisa permitem recomendar a expansão de estudos desse formato com a referida população-alvo, ampliando a perspectiva epidemiológica diante das condições de trabalho e saúde no âmbito das atividades desses profissionais. Essa medida certamente evidenciará causas e contribuirá para o desenvolvimento de estratégias assertivas e eficazes voltadas para promoção da saúde mental, prevenção de riscos e controle dos agravos à CT dos trabalhadores de saúde.

REFERÊNCIAS

1. Organização Panamericana de Saúde (Opas). Histórico da emergência internacional de COVID-19 [Internet] [citado 09 fev. 2025]. Disponível em: https://www.paho.org/pt/covid19/historico-da-pandemia-covid-19.
2. Santos WA, Beretta LL, Leite BS, Silva MAP, Cordeiro GP, França EM. The impact of the COVID-19 pandemic on the mental health of healthcare workers: integrative review. RSD [Internet]. 2020 [citado 09 fev. 2025]9(8):1-28. Disponível em: https://rsdjournal.org/index.php/rsd/article/view/5470/9950.
3. Magnago TSBS, Prochnow A, Urbanetto JS, Greco PBT, Beltrame M, Luz EMF. Relationship between work ability in nursing and minor psychological disorders. Texto Contexto – Enferm. 2015;24(2):362-70.
4. Borges EMN, Queirós CML, Vieira MRFSP, Teixeira AAR. Perceptions and experiences of nurses about their performance in the COVID-19 pandemic. Rev Rene [Internet]. 2021 [citado 09 fev. 2025];22:e60790. Disponível em: http://periodicos.ufc.br/rene/article/view/60790/162410.
5. Marinho MR, Silva Neto PK, Mata LRF, Cunha IP, Pessalacia JDR. Perfil dos trabalhadores da Atenção Primária à Saúde e proteção de riscos ocupacionais na pandemia da Covid-19 no Brasil. Trab Educ Saúde. 2022;20:e00375195.
6. Alves LIN, Siqueira GR, Santos GS, Soares ARS, Souza AIG, Dantas DS, et al. Condições de trabalho e saúde de profissionais da linha de frente na pandemia de covid-19. Saúde Debate. 2024;48(141):e8791.
7. Sumiya A, Pavesi E, Alves de Macêdo J, Farhat G, Salmaso Trelha C. Mudanças de hábitos de vida em trabalhadores da atenção primária durante a pandemia de COVID-19: um estudo transversal. J Manag Prim Health Care [Internet]. 2020 [citado 09 fev. 2025];12:1-13. Disponível em: https://www.jmphc.com.br/jmphc/article/view/1106.
8. Moraes SHM, Cunha IPD, Lemos EF, Abastoflor LLL, Oshiro ML, Bohrer RTDOA, et al. Prevalence and associated factors of mental health disorders among Brazilian healthcare workers in times of the COVID-19 pandemic: a web-based cross-sectional study. PLoS One. 2023;18(6):e0274927.
9. Fontoura EE Jr, Massuda J Jr, Guimarães LAM, Laudelino A Neto, Silva LM. A saúde mental dos trabalhadores da saúde que atuam em um hospital no município de Dourados/MS durante a pandemia por COVID-19. Braz J Develop. 2022 [citado 09 fev. 2025];8(11):72059-80. Disponível em: https://ojs.brazilianjournals.com.br/ojs/index.php/BRJD/article/view/53980.
10. Carlotto MS, Barcinski M, Fonseca R. Transtornos mentais comuns e associação com variáveis sociodemográficas e estressores ocupacionais: uma análise de gênero. Estud Pesq Psicol [Internet]. 2015 [citado 09 fev. 2025];15(3):1006-26. Disponível em: https://pepsic.bvsalud.org/pdf/epp/v15n3/v15n3a13.pdf.
11. Gonçalves DM. Self-reporting questionnaire (SRQ). In: Gorenstein C, Wang Y-P, Hungerbühler I, orgs. Instrumentos de avaliação em saúde mental. Porto Alegre: Artmed; 2016. p.82-90.

12. Martinez MC, Latorre MRDO, Fischer FM. Validade e confiabilidade da versão brasileira do Índice de Capacidade para o Trabalho. Rev Saúde Pública [Internet]. 2009;43(3):525-32.
13. Messias JCC, Guimarães LAM, Barbi KBS, Rocha MO, Massuda J Jr, Oliveira FF, et al. Psychosocial factors and mental disorders in healthcare workers facing Covid-19. Psicol Teor Prat. 2024;26:1-15.
14. Massuda J Jr, Spessoto MMRL, Alvarenga MRM, Fontoura EE Jr. Fatores psicossociais de risco e capacidade para o trabalho de profissionais da saúde da atenção básica no município de Dourados-MS. In: Fontoura EE Jr, Fontoura FAP, org. Saúde do trabalhador na atenção básica à saúde na pandemia de covid-19: considerações teóricas e práticas [Internet]. Curitiba: Bagai; 2023 [citado 09 fev. 2025]. v. 1. p.37-52. Disponível em: https://drive.google.com/file/d/1l8DfwWade0MP5Sf_YKmFkjmZHM-Higwr/view.
15. Levin J, Fox JA. Estatística para ciências humanas. São Paulo: Pearson; 2004.

12

A prática de cuidado em saúde mental de pessoas negras

Esly Rebeca Amaral Oliveira
Edi Cristina Manfroi
Valentina Galvão Rodrigues Limeira

RESUMO

A desigualdade racial ocupa um papel central nas disparidades no Brasil, incluindo as desigualdades na saúde. Fatores histórico-políticos e socioeconômicos, vulnerabilidades decorrentes do racismo e preconceito racial no cuidado e na produção de conhecimento técnico-científico nas ciências da saúde são barreiras significativas que também estão presentes no cuidado da saúde mental da população negra. Este capítulo busca investigar como a literatura aborda a prática de cuidado em saúde mental da população negra no contexto nacional e discutir os resultados à luz da Psicologia da Saúde. Realizou-se uma revisão integrativa nas bases Capes, SciELO e Web of Science com os descritores ["Saúde Mental"] AND ["População Negra" OR "Racismo"] e ["Mental Health"] AND ["Black People" OR "Racism"], com o recorte dos últimos cinco anos. Encontraram-se 40.113 materiais e, após a leitura dos títulos e resumos, quatro artigos correspondiam aos critérios de inclusão. A maioria dos artigos encontrados adota uma abordagem qualitativa, em pesquisas conduzidas em instituições no Sudeste do país. Além disso, observou-se que, embora o racismo seja amplamente reconhecido como determinante em processos de adoecimento e em situações de vulnerabilidade, observa-se dificuldade em identificá-lo nos quadros de sofrimento, exceto quando se manifesta de forma direta. Essa limitação também se reflete na elaboração de estratégias de manejo focadas na prevenção e promoção da saúde, comprometendo a intersetorialidade e a transversalidade do cuidado. Assim, evidenciam-se negligências na atenção à saúde mental da população negra fundamentadas nas dificuldades para incorporar aspectos do modelo biopsicossocial, no processo formativo e no desenvolvimento de competências e habilidades, bem como na identificação da elaboração de intervenções para assistir e promover o bem-estar dessa população.

INTRODUÇÃO

A desigualdade racial desempenha um papel central nas disparidades sociais no Brasil,[1] incluindo as iniquidades no acesso e na assistência em saúde.[2] A saber, as desigualdades sociais em saúde referem-se a dissimilitudes sistemáticas no estado de saúde entre grupos socioeconomicamente distintos.[3] Assim, essas iniquidades em saúde representam diferenças que se manifestam em contextos de injustiça social. Além disso, elas são socialmente construídas, o que as torna passíveis de modificação.[4] Nesse contexto, uma vez que privilégios e recursos desiguais sujeitam minorias raciais a estressores, há uma permanência desse público quanto à exposição à iniquidade, de maneira a restringir a chance de mudança social e a habilidade de enfrentar o estresse.[5]

Desse modo, a identificação dos fatores sociopolíticos e culturais que contribuem e sustentam essas desigualdades e dissimilitudes no acesso, na assistência e nas garantias à cidadania nos permite perceber as determinações sociais em saúde e como a vulnerabilidade social intervém na seguridade do direito à vida com dignidade.[6] Esses elementos de vulnerabilidade, junto ao racismo, seja ele estrutural ou institucional, e seus modos de manutenção,[7] são aspectos que afetam negativamente a saúde mental e o bem-estar da população negra.[6,8]

Isto é, o racismo é um dos determinantes sociais em saúde.[2] Ele é uma variável significativa no processo saúde-doença, pois é um estressor que circunscreve toda a vida, com repercussões substanciais.[2] Estas podem ser intrínsecas ou emocionais, assim como também são apresentadas a partir da cronificação de estressores sociais e na maior prevalência de doenças crônicas e infecciosas, bem como no menor acesso a serviços de saúde e cuidado, quando se compara esse grupo minoritário à população branca.[5]

Diante desses aspectos que tornam o cuidado mais complexo, e com o objetivo de evitar que essa população permaneça desassistida e desamparada, especialmente diante das falhas institucionais e da reprodução de violências, torna-se crucial adotar um modelo de atenção que ofereça uma abordagem verdadeiramente integral. Faz-se necessário que esse modelo de cuidado integre aspectos físicos, mentais e sociais da saúde, promovendo o bem-estar global. Ademais, é fundamental considerar as influências sociais e culturais sobre a saúde, proporcionando um cuidado mais abrangente e contextualizado.[2] Dentro desse cenário, a psicologia da saúde pode se destacar como um campo sensível e apto para oferecer esse tipo de cuidado.

Derivada das revoluções em saúde, a psicologia da saúde é apresentada como uma área interdisciplinar para o cuidado ao examinar como fatores psicológicos, comportamentais e sociais afetam a saúde, considerando-a como estado integral de bem-estar.[9] Fundamentada no modelo biopsicossocial, a psicologia da saúde amplia a compreensão do processo de saúde-doença, reconhecendo-o como um equilíbrio entre variáveis biológicas, psicológicas e sociais que interagem constantemente.[9] Essa abordagem descentraliza o cuidado, a investigação e o tratamento, tradicionalmente concentrados em especialidades médicas, passando a promover a atuação de equipes de saúde interdisciplinares que consideram essas variáveis. A partir dessa perspectiva, a equipe de saúde deve atentar à etiologia multifatorial do processo de adoecimento. Todavia, a eficácia desse modelo no sistema de saúde necessita do desempenho de profissionais com uma base formativa que levem esse viés em consideração, bem como exerçam práticas sensíveis, orientadas por essa perspectiva.[9]

Isso posto, uma prática de cuidado em saúde atenta, que leva em consideração e examina aspectos biopsicossociais para melhor assegurar intervenções terapêuticas, como a psicologia da saúde, dialoga com o conceito de "competência cultural". Essa habilidade terapêutica, anteriormente chamada de "sensibilidade cultural", parte da sensibilidade da autopercepção do terapeuta de como suas crenças, valores e preconceitos pessoais podem influenciar na sua percepção sobre o paciente (consciência cultural); do conhecimento sobre a cultura em que o paciente está inserido (conhecimento cultural); e da competência para levar em consideração a cultura do paciente para elaborar intervenções (habilidades culturais).[10]

Isso porque, uma vez que há disparidades no acesso e assistência à saúde e ao bem-estar e é inadequada a replicação de intervenções desconsiderando as diferenças individuais e contextuais,[10] como aspectos etnoculturais, necessita-se do desenvolvimento de estratégias a fim de assegurar o padrão ético das intervenções. A competência cultural é, portanto, uma habilidade que envolve a sensibilidade de perceber, conhecer e elaborar intervenções que levam em consideração o contexto, os valores e a cultura do paciente, com o objetivo de garantir qualidade, assistência e contextualização dos planos de cuidado.

Dessa maneira, como apresentado, reconhece-se a solidez dos dados que apontam o quesito raça/cor como aspecto central das desigualdades do Brasil,[1] considerando as repercussões do racismo na saúde da população negra.[2] Contudo, apesar desse reconhecimento e da compreensão do racismo como variável significativa nesses processos saúde-doença, também é necessário que ele seja examinado na dimensão do cuidado.[6] Em outras palavras, para além de identificar, faz-se necessária a elaboração de intervenções antirracistas que levem em consideração o viés contextual. Percebe-se que materiais de manejo que apresentem processos, competências e habilidades necessárias, assim como estratégias para promoção e prevenção da saúde desse recorte populacional, no contexto brasileiro, ainda são incipientes na psicologia enquanto ciência.[11]

Assim, este capítulo tem por objetivo investigar como a literatura aborda a prática de cuidado em saúde mental da população negra no contexto nacional e discutir os resultados à luz da psicologia da saúde. Não houve a intenção de realizar uma revisão exaustiva, mas sim analisar aspectos práticos, como as competências e habilidades necessárias de um terapeuta para acolhimento, manejo e elaboração de intervenções que levem em consideração aspectos biopsicossociais.

METODOLOGIA

Trata-se de uma revisão integrativa de artigos científicos com objetivo de responder à seguinte pergunta: como a psicologia da saúde aborda a prática de cuidado em saúde mental de pessoas negras? A revisão integrativa organiza e sintetiza pesquisas de maneira sistemática, proporcionando uma visão abrangente sobre o tema em análise, além de apresentar resultados e múltiplos métodos, com o objetivo de estimular reflexões, práticas e futuras investigações.[12] Diante disso, a fim de responder à pergunta norteadora, destacaram-se: a) a discriminação racial em afrobrasileiros; e b) o cuidado em saúde mental desse conjunto populacional.

Estratégias de busca e análise

Foram estabelecidos os seguintes critérios de inclusão: a) ser um artigo científico que aborde de maneira prática a temática explorada na revisão no contexto nacional; b) estar disponível integralmente na internet, listado nas bases de dados Scientific Electronic Library Online (SciELO), no Portal de Periódicos Capes e no portal Web of Science; e c) artigos científicos publicados nos últimos cinco anos (2020 a 2024). Como critério de exclusão, consideraram-se artigos que não apresentassem aspectos práticos.

Procedimentos de busca

A coleta de dados ocorreu pela busca nas bases de dados supracitadas, em julho de 2024. De início, utilizaram-se os descritores, em português, ["Saúde Mental"] AND ["População Negra" OR "Racismo"] AND ["Psicologia da saúde"] e, em inglês, ["Mental Health"] AND ["Black People" OR "Racism"] AND ["Health psychology"]. Contudo, diante da ausência de resultados, optou-se por retirar o descritor "Psicologia da saúde" e seu respectivo na língua inglesa e discutir a incipiência a partir dos dados encontrados.

Excluíram-se artigos: a) de revisão ou metanálise; b) que não tratavam sobre o contexto brasileiro; c) que não apresentaram caráter interventivo. A seleção inicial resultou em 44 artigos. Contudo, 40 deles não atenderam aos critérios descritos.

Encontrados os artigos, prosseguiu-se com a leitura dos resumos e análise do conjunto, seguindo os critérios de inclusão e exclusão. Com o objetivo de garantir que os critérios de inclusão fossem contemplados, em alguns casos foi feita a leitura flutuante dos textos. Por fim, quatro artigos foram selecionados para o banco final, conforme a Tabela 1.

PRINCIPAIS RESULTADOS

Durante a revisão, observou-se que muitos artigos se concentraram em explorar as repercussões da discriminação racial e do racismo. Embora reconhecessem a necessidade do desenvolvimento de práticas e processos formativos com base em propostas antirracistas, esses estudos não apresentavam caminhos para fazê-los, ou seja, não apresentaram propostas de intervenções ou estratégias de manejo e cuidado para lidar com esse cenário. Visto que a análise buscava compreender as práticas de cuidado, os estudos que não incluíam aspectos interventivos foram excluídos da amostra final.

Ao revisar os estudos selecionados, foi possível observar alguns elementos que contribuem para uma compreensão mais ampla e crítica sobre a prática de cuidado em saúde mental de pessoas negras. Os resultados foram organizados em torno de três eixos principais: 1) metodologia; 2) local do estudo; e 3) principais contribuições para a prática de cuidado a essa população. A seguir, cada um desses eixos será detalhado, destacando as convergências e divergências dos estudos.

Quanto aos aspectos metodológicos, a maioria dos estudos utilizou um delineamento qualitativo, como entrevistas semiestruturadas,[7,8] análise de

TABELA 1 Resumo com informações e contribuições dos artigos selecionados

Título	Objetivos	Método	Principais contribuições
Efeitos do Treinamento Cognitivo de Compaixão na quebrada: estudo misto[6]	Analisar os efeitos do Treinamento Cognitivo de Compaixão em pessoas em situação de vulnerabilidade social, ao focar o bem-estar individual e o engajamento comunitário.	Misto	Apesar de a vulnerabilidade social amplificar o baixo letramento emocional, o Treinamento Cognitivo de Compaixão se destacou como uma estratégia eficaz para a potencialização da percepção e o melhor manejo das emoções, bem como por impactar positivamente no bem-estar individual e comunitário. Além disso, o Treinamento possibilita a educação social, emocional e ética, ao fortalecer os vínculos grupais e desenvolver uma conexão autocompassiva, apoiada no engajamento social com a finalidade de redução do sofrimento do outro.
O quesito raça/cor no processo de cuidado em Centro de Atenção Psicossocial infantojuvenil[7]	Reconhecer as ações relacionadas ao quesito raça/cor desenvolvidas pelo Caps IJ II, em São Paulo, no cuidado de crianças e adolescentes negros.	Qualitativo	O estudo aborda os desafios na implementação de Políticas de Saúde voltadas para a população negra, destacando a dificuldade dos Técnicos de Referência e da instituição em identificar, intervir e elaborar estratégias de fortalecimento em casos de discriminação racial e nas suas repercussões. Ademais, ressalta a importância do vínculo terapêutico para mediar essa percepção e, também, da relevância da intersetorialidade no enfrentamento do racismo, pois os casos registrados de ocorrência do racismo ocorreram na escola.

continua

TABELA 1 Resumo com informações e contribuições dos artigos selecionados (*continuação*)

Título	Objetivos	Método	Principais contribuições
Atenção à saúde mental de crianças e adolescentes negros e o racismo[8]	Identificar as estratégias usadas pela equipe do Centro de Atenção Psicossocial Infantojuvenil (Caps IJ), para enfrentar o impacto do racismo no sofrimento psíquico de crianças e adolescentes negras usuárias do serviço.	Qualitativo	O estudo evidencia que, apesar dos avanços e das políticas, as ações intersetoriais no combate ao racismo e na elaboração e consolidação de estratégias de cuidado à saúde mental de crianças e adolescentes negros ainda são tímidas e pontuais. Além disso, apresenta a necessidade dos registros das intervenções, bem como evidencia indiferenças, omissões, a baixa sensibilidade dos profissionais para identificar e intervir em casos de discriminação racial, incluindo a dificuldade de refletir sobre sua própria participação e responsabilidade nos processos discriminatórios dentro das suas práticas profissionais e institucionais.
Saúde mental da população negra: relato de uma relação terapêutica entre sujeitos marcados pelo racismo[13]	Expor a experiência de uma profissional de saúde mental na assistência de um usuário negro do Caps III.	Qualitativo	O artigo aborda o racismo como um fator de adoecimento psíquico e explora suas repercussões, além de discutir as estratégias de cuidado adotadas por uma terapeuta ocupacional negra no caso relatado. Ele evidencia a importância da relação terapêutica no processo de cuidado, ressaltando a importância de elementos de identificação para estabelecimento de um vínculo sólido, o qual se faz necessário para a melhor identificação e nomeação das vivências de exclusão em decorrência do racismo. Além disso, o artigo enfatiza o fortalecimento da autoestima e a autonomia do paciente, destacando como a participação ativa nas escolhas e nos processos de vida contribui diretamente para a promoção da saúde.

prontuários[7] e relato de experiência.[13] Por outro lado, apenas um deles adotou metodologia quantitativa, a partir do delineamento misto, ao randomizar os dados e avaliar os efeitos de uma intervenção.[6] Quanto ao número de participantes, os tamanhos variaram, com estudos envolvendo desde 1 participante[13] até 65 indivíduos.[6]

No que tange às localidades, todos os estudos foram conduzidos na região Sudeste do Brasil, entre os estados de São Paulo e Rio de Janeiro. Ademais, a maioria deles foi coordenada em Centros de Atenção Psicossocial, incluindo os com assistência ao público infantojuvenil[7,8] e os com serviço voltado para álcool e outras drogas.[13] Além desses locais de assistência à saúde, um dos estudos foi coordenado em Organizações da Sociedade Civil (OSC) que atuam em direitos humanos e estão alocadas em áreas periféricas.[6]

Antes de apresentar as principais contribuições, é importante destacar que a maioria dos artigos se concentrou na área da Enfermagem,[6,7] enquanto os outros abordaram uma perspectiva interdisciplinar[8] ou da Terapia Ocupacional.[13] Dito isso, a Tabela 1 resume e ilustra as principais contribuições dos artigos revisados, destacando seus objetivos, suas abordagens metodológicas e principais contribuições.

Como apresentado na Tabela 1, os estudos explicitam a disparidade entre a existência de políticas públicas que considerem o racismo como determinante nos processos de saúde-doença e sua aplicação prática no contexto de saúde. Embora as políticas evidenciem a necessidade de práticas antirracistas para combater o racismo estrutural, observa-se uma baixa sensibilidade dos profissionais de saúde para identificar o racismo em suas diversas manifestações e, consequentemente, elaborar estratégias de cuidado que envolvam a intersetorialidade, um preceito do Sistema Único de Saúde (SUS).

Estratégias intersetoriais são fundamentais para prevenir maiores sofrimentos, especialmente por meio do fortalecimento de vínculos com instituições do território.[7,8,13] Um exemplo são as escolas, frequentemente citadas em casos de discriminação racial envolvendo crianças e adolescentes, pois desempenham um papel crucial tanto na identificação dessas situações quanto na potencialização das ações de cuidado e proteção, atendo-se ao cuidado integral.[7,8] Além desse setor institucional, a comunidade local também se destaca como um elemento significativo a ser considerado nas práticas de intervenção e cuidado.[6] Observou-se que fortalecer a conexão entre as pessoas que fazem parte da mesma comunidade e têm vivências compartilhadas tende a potencializar os efeitos das intervenções, fortalecendo o engajamento e a eficácia das ações.[6]

Os artigos também destacaram o impacto das experiências de discriminação racial e da vulnerabilidade social na autoestima,[7,8] na construção da identidade[13] e na visão negativa que os indivíduos desenvolvem sobre si mesmos,[6-8] sobre a realidade em que vivem e sobre o futuro.[6,13] Isso é exacerbado com a inobservância da transversalidade da etnorracialidade no cuidado. Isto é, além da indiferença em relação à intersetorialidade, como mencionado anteriormente, outra omissão identificada pelos estudos foi a ausência da abordagem transversal nas intervenções. Notou-se que, nas ações terapêuticas e clínicas focadas no empoderamento, no desenvolvimento e no fortalecimento de crenças positivas sobre si mesmos, o mundo e o futuro são negligenciados ou limitados ao mês de novembro, período dedicado à sensibilização etnorracial, com o Dia Nacional de Zumbi e da Consciência Negra.

Em consonância com a necessidade da transversalidade no cuidado, fundamental para reduzir o sofrimento e potencializar estratégias de enfrentamento ao racismo,[7,8] notou-se que o desenvolvimento de uma visão autocompassiva como prática de autocuidado se relaciona com a diminuição do sofrimento, atuando como uma estratégia eficaz.[6] Além da potencialização de vínculos e da prática da autocompaixão, outras estratégias apresentadas são a prática da atenção plena, o ativismo social e o letramento emocional, para facilitar a identificação e o manejo das emoções. Este último, em particular, potencializa o estresse percebido, pois descortina a vulnerabilidade social ao evidenciar a condição social vivida, os ambientes estressores, os contextos e ciclos de violência, a sobrecarga de trabalho e a precarização da vida, bem como as desigualdades e injustiças sociais.[6] Embora o aumento do estresse percebido inicialmente possa parecer negativo, ele contribui para a percepção do próprio sofrimento, possibilitando a elaboração de estratégias de enfrentamento[6] de modo ativo pelo próprio indivíduo.[13] Isto é, ao nomear e reconhecer o próprio sofrimento, torna-se possível compreender a realidade com maior clareza e, a partir disso, buscar de forma ativa[13] maneiras eficazes de aliviá-lo.[6]

Para que seja possível falar sobre o sofrimento e as violências vividas no contexto terapêutico, compreendendo a realidade como ela é, torna-se imprescindível a criação de um espaço seguro.[6-8,13] Os estudos destacam a importância do estabelecimento de um bom vínculo terapêutico[13] e da escuta ativa como essenciais para identificar, notificar e combater as violências.[7,8] O vínculo terapêutico atua como um elo importante para criar um ambiente previsível,[13] permitindo que o paciente se sinta à vontade para enfrentar novos desafios, como romper o silêncio e a negação das violências sofridas.[7] Quando essas violências emergem, cabe aos profissionais acolher o relato com atenção, observando os sentimentos que o acompanham, sem punir, questionar ou desconsiderar as emoções expressas. Além disso, é necessário que os profissionais considerem o contexto do paciente, compreendendo como ele nomeia, sente e reage às suas vivências, reconhecendo a complexidade do que foi vivido, sentido e como ele reage a essas experiências.[13]

Em suma, a partir da revisão, da seleção e da leitura dos artigos é possível observar que eles discutem algum tipo de práxis ao mesmo tempo que evidenciam a omissão do cuidado em saúde mental à população negra. Além disso, fazem as análises fundamentadas em reflexões e em metodologias descritivas na área, bem como nas políticas públicas e diretrizes existentes a fim de assegurar a efetividade da assistência.

No que se refere às forças dos materiais encontrados para a prática de cuidado em saúde mental da população negra, destacam-se:

A. A abordagem das repercussões do racismo na saúde mental, refletindo sobre o racismo estrutural e incluindo vulnerabilidade social como variável significativa no baixo letramento emocional.
B. O reconhecimento da necessidade das estratégias intersetoriais e da transversalidade do olhar para o cuidado.
C. A ênfase da relevância do território, da comunidade local e dos vínculos sociais e o destaque para o desenvolvimento de estratégias de enfrentamento ativas envolvendo crenças positivas sobre si e autocompaixão.
D. A negligência e a omissão no desenvolvimento de terapêuticas em Centros de Atenção Psicossocial, diante da dificuldade de identificação assertiva do impacto da discriminação racial e da ausência de registro nos prontuários quanto a práticas de cuidado envolvendo a temática.

Quanto às fraquezas, nenhum dos artigos encontrados aborda diretamente o contexto da psicologia clínica. Embora os estudos apontem a dificuldade na identificação e sensibilização das equipes de saúde em relação ao racismo, como mencionado, não são apresentadas estratégias claras ou sistematizadas para promover essa sensibilização ou quais são as competências e habilidades necessárias, sejam elas formativas, sejam de educação continuada, para suprir essa lacuna. Além disso, apesar de a psicologia da saúde ser uma área interdisciplinar, nenhum dos artigos foi escrito por profissionais da psicologia, o que limita a contribuição específica dessa área no desenvolvimento das práticas apresentadas.

DISCUSSÃO

A partir da revisão integrativa, observou-se que, embora existam políticas públicas que evidenciam o racismo como uma determinação social da saúde, a aplicação prática dessas diretrizes enfrenta limitações significativas. Identificou-se a falta de intervenções e estratégias sensíveis e sistematizadas para identificação, acolhimento e manejo terapêutico que levem em consideração as variáveis contextuais, bem como a complexidade das repercussões do racismo estrutural e da vulnerabilidade social. Ademais, as contribuições dos estudos revisados reforçam a necessidade de uma abordagem de cuidado mais ampla e interdisciplinar, alinhada ao modelo biopsicossocial.

Este capítulo teve como objetivo investigar como a psicologia da saúde aborda a prática de cuidado em saúde mental da população negra no Brasil, analisando práticas, competências e habilidades terapêuticas necessárias para intervenções culturalmente sensíveis. Inicialmente, buscou-se identificar estudos que empregavam a psicologia da saúde como viés central; todavia, com os descritores selecionados e nas bases de dados utilizadas, não foi possível encontrar estudos que abordassem esse campo diretamente. Assim, considerando que a psicologia da saúde é uma disciplina autônoma e essencialmente interdisciplinar, que articula saberes e práticas de diversos campos de atuação da psicologia, outras ciências da saúde e ciências humanas,[9] entendeu-se que seria possível excluir esse termo dos descritores e ainda assim manter o objetivo da revisão. Observa-se que, embora os artigos apresentem as políticas e diretrizes de maneira satisfatória, a consideração integrada das dimensões biológicas, psicológicas e sociais como fatores que circunscrevem o público assistido, a identificação das demandas e a elaboração das intervenções é limitada.

A psicologia da saúde centra sua atenção em agravos em saúde e intervenções, considerando as bases biológicas e os fatores sociais, com especial destaque às determinações sociais em saúde e aos problemas de saúde emergentes na atualidade. Desse modo, seu foco incide sobre a saúde integral e é orientado a partir de questões físicas e de sua relação com fatores psicossociais, visando à promoção do bem-estar dos indivíduos em seus contextos sociais.[9] Restringir as intervenções de prevenção e promoção apenas ao mês da Consciência Negra ou negligenciar a intersetorialidade e a transversalidade da etnorracialidade no cuidado contraria os princípios fundamentais desse campo.

Quando se consideram essas intersetorialidade e transversalidade no cuidado, há maior sensibilidade quanto aos aspectos contextuais, o que resulta em intervenções mais eficazes e efetivas. Um exemplo disso é a consideração de contextos sociais compartilhados entre pessoas com vivências semelhantes, como potencializador dos efeitos do desenvolvimento e fortalecimento da autocompaixão.[6] Esse olhar atento e sensível aos elementos que circunscrevem o público assistido, como é proposto pelo modelo biopsicossocial a partir da psicologia da saúde, facilita a elaboração de intervenções mais assertivas, contribuindo para uma maior adesão e para a consolidação dos efeitos alcançados.

À vista disso, a ausência dessa sensibilidade é outro obstáculo percebido no emprego dos princípios da psicologia da saúde nas práticas de cuidado. Essa dificuldade é destacada pela inabilidade da identificação das determinações sociais da saúde nos processos de adoecimento e nos elementos dos contextos sociais. Embora esses fatores sejam reconhecidos como agentes dos desfechos em saúde, acabam sendo desconsiderados ao longo do processo de adoecimento e, como consequência, negligenciados na elaboração de intervenções.

Essa omissão e a baixa habilidade dos profissionais no cuidado em saúde da população negra, seja no reconhecimento, seja na nomeação e no acolhimento assertivos da demanda,[8] além de no estabelecimento do vínculo[13] ou no manejo em saúde, podem indicar fragilidades curriculares no processo formativo de profissionais de saúde.[8] Por conseguinte, esses profissionais enfrentam dificuldades em investigar, analisar e questionar os efeitos psicossociais do racismo.[8]

Cabe destacar que, diante da necessidade de desenvolver uma sensibilidade adequada, considerar os contextos sociais e abordar as lacunas no processo formativo dos profissionais psicólogos, assim como promover competências e habilidades essenciais para uma prática terapêutica eficaz, o Ministério da Educação e o Conselho Nacional da Educação estabelecem as Diretrizes Curriculares Nacionais para os cursos de graduação em Psicologia, por meio da Resolução CNE/CES n. 1, de 11 de outubro de 2023.[14] Essa resolução visa garantir uma formação mais integrada e sensível às demandas contemporâneas da profissão.

A resolução salienta a importância de integrar, de forma transversal, a formação dos professores com competências centradas em eixos estruturantes, como Direitos Humanos, Educação Ambiental e Relações Étnico-Raciais. Essa articulação é fundamental para reconhecer e intervir nas intersecções entre saúde, racismo e contextos sociais, promovendo um cuidado assertivo e eficaz. A abordagem transversal é necessária para o desenvolvimento de competências esperadas na formação em Psicologia, que devem ser compreendidas como a competência de mobilizar saberes, habilidades e atitudes, além de lidar com fatores contextuais, transformando-os em ações efetivas diante dos desafios profissionais que surgirem.

Isso posto, observa-se que um dos pontos comuns nos achados dos artigos sobre a sensibilização para a prática de cuidado em saúde da população negra, junto ao reconhecimento das fragilidades no processo formativo, é a ênfase na necessidade de desenvolver habilidades e competências específicas que considerem a transversalidade da assistência. Essa necessidade é reforçada pelas Diretrizes Curriculares Nacionais,[14] mencionadas anteriormente. Assim, é necessário que essas habilidades sejam sistematizadas a fim de assegurar uma prática profissional qualificada e assertiva. Dentre essas competências, podem-se destacar as competências culturais.[10]

A competência cultural pode ser aplicada em qualquer contexto profissional e deve ser considerada uma obrigação ética, equiparada a outras habilidades terapêuticas especializadas. O uso dessas habilidades implica não apenas a elaboração de intervenções que se alinhem com o contexto do indivíduo, mas também a sensibilidade ao intervir e a capacidade do profissional de se reconhecer como parte do processo. Isso envolve um olhar curioso, que se movimenta para estudar e se inteirar sobre o contexto e a cultura do paciente. É fundamental que o profissional esteja ciente de como seus próprios preceitos, preconceitos e lacunas de conhecimento podem afetar a identificação das demandas, o manejo e o acolhimento. Assim, o compromisso de questionar, investigar e adaptar as intervenções de acordo com o contexto do paciente se torna essencial para uma prática eficaz e ética.[10]

O desenvolvimento e o fortalecimento dessa competência dialogam com os pressupostos da psicologia da saúde, pois reafirmam o compromisso com a transversalidade do cuidado e a atenção aos vieses psicossociais, distanciando-se do modelo biomédico. A sensibilidade cultural, integrada ao modelo biopsicossocial, permite uma visão ampliada sobre os impactos do racismo, da discriminação racial e das situações de vulnerabilidade, indo além de suas manifestações somente como desfechos em saúde. Essa habilidade aprimora o reconhecimento do profissional como parte significativa do cuidado. Esse papel é crucial, pois o profissional pode intensificar o sofrimento inadvertidamente, em vez de facilitar a terapêutica. Assim, ao reconhecer a relevância dessa responsabilidade, o profissional é convidado a desenvolver estratégias de manejo que previnam a exacerbação do adoecimento, promovendo um cuidado sensível às necessidades biopsicossociais do paciente, a partir das competências culturais.

Essa sensibilidade ao contexto cultural do paciente é imprescindível para uma prática de cuidado assertiva e alinhada ao modelo biopsicossocial também quando consideramos a etnorracialidade como conceito multifacetado, de caráter cultural e social. A expectativa de que o racismo afete uniformemente toda a população negra ignora a complexidade da formação social brasileira, em que a miscigenação e o deslocamento geográfico moldam experiências socioculturais diversificadas. No Brasil, a interiorização da população, a diáspora africana e a presença de povos originários fora das áreas litorâneas criaram contextos locais distintos, repercutindo na homogeneização das vivências de discriminação racial. Portanto, ressalta-se que generalizar o desfecho do impacto do racismo é desconsiderar as variações contextuais e individuais nos processos de adoecimento.

Assim, atenta-se à regionalidade da condução dos estudos revisados, realizados na região Sudeste do Brasil, nos estados de São Paulo e Rio de Janeiro, cujas realidades são específicas de megalópoles. Exemplos disso são as demandas em áreas periféricas,[8] o tempo gasto no transporte público[8] e a relevância do nome de instituições locais de ensino como a Unicamp na criação de vínculos.[13] Diante disso, generalizar os achados e percepções dos artigos é contraproducente e antagônico ao paradigma discutido neste capítulo.

No entanto, ainda que seja observada uma locorregionalidade específica, com uma abordagem baseada em competências culturais, é possível identificar elementos-chave que podem ser empregados em outros contextos. Entre eles se incluem: examinar como as condições de trabalho e moradia afetam o bem-estar;[6] investigar os impactos das desigualdades e situações de vulnerabilidade;[6-8,13] entender quais instituições e contextos fazem parte da vida do paciente;[6-8,13] identificar os fatores contextuais que podem fortalecer as estratégias de intervenção e serem protetivos;[6,7,13] compreender como a discriminação racial afeta a terapêutica e a individualidade da pessoa assistida, e como ela a nomeia, a reconhece e enfrenta;[7,8,13] e adotar uma postura sensível e ativa na busca de elementos comuns para a criação de um vínculo terapêutico, possibilitando a construção contínua de um espaço seguro, acolhedor e gentil.[7,13]

CONSIDERAÇÕES FINAIS

As contribuições dos estudos revisados evidenciam e reforçam a necessidade de uma abordagem no processo de cuidado em saúde mais ampla e interdisciplinar, alinhada ao modelo biopsicossocial,[9] e do desenvolvimento da competência cultural no processo formativo de profissionais da área da saúde, especialmente da psicologia, e nas regiões Norte e Nordeste do Brasil, para pensar em estratégias efetivas e eficazes que assegurem um padrão ético nas intervenções terapêuticas.[10]

Esta revisão não teve o objetivo de esgotar o conhecimento sobre a temática. Reconhece-se que a seleção dos descritores e das bases de dados pode ter contribuído para o número limitado de estudos encontrados, configurando uma limitação deste capítulo. Esse aspecto, contudo, reforça o convite para futuras pesquisas que ampliem a investigação, especialmente com enfoque na psicologia da saúde.

Diante disso, ressalta-se a necessidade de investimentos e incentivos, não apenas financeiros, mas também de recursos humanos, para fomentar pesquisas futuras e para fortalecer a educação continuada. Essas medidas visam mitigar a negligência e os danos decorrentes do racismo, bem como assegurar uma prática de cuidado em saúde mental para pessoas negras que seja assertiva e efetiva.

REFERÊNCIAS

1. Instituto Brasileiro de Geografia e Estatística (IBGE). Desigualdades sociais por cor ou raça no Brasil [Internet]. Rio de Janeiro: IBGE; 2019 [citado 10 fev. 2025]. Disponível em: https://biblioteca.ibge.gov.br/visualizacao/livros/liv101681_informativo.pdf.
2. Brasil. Ministério da Saúde. Política Nacional de Saúde Integral da População Negra. Brasília: Editora do Ministério da Saúde; 2017.
3. McCartney G, Popham F, McMaster R, Cumbers A. Defining health and health inequalities. Public Health. 2019;172:22-30.
4. Dahlgren G, Whitehead M. Policies and strategies to promote social equity in health. Stockholm: Institute of Future Studies; 1991.
5. Faro A, Pereira ME. Raça, racismo e saúde: a desigualdade social da distribuição do estresse. Estud Psicol (Natal). 2011;16(3):271-8.
6. Kolchraiber FC, Tanaka LH, Negi LT, Atanes AC, Souza KM. Efeitos do Treinamento Cognitivo de Compaixão na quebrada: estudo misto. Rev Lat Am Enferm. 2022;30.
7. Candido BD, Barros S, Régio L, Ballan C, Oliveira MA. The race/color question in the care process in a psychosocial care center for children and adolescents. Rev Esc Enferm USP. 2022;56.
8. Barros S, Santos JC, Candido BP, Batista LE, Gonçalves MM. Atenção à saúde mental de crianças e adolescentes negros e o racismo. Interface (Botucatu). 2022;26.
9. Alves R, Santos G, Ferreira P, Costa A, Costa E. Atualidades sobre a psicologia da saúde e a realidade brasileira. Psicol Saúde Doenças. 2017;18(2):545-55.
10. Sue S, Zane N, Nagayama Hall GC, Berger LK. The case for cultural competency in psychotherapeutic interventions. Annu Rev Psychol. 2009;60(1):525-48.
11. Tavares JS, Kuratani SM. Manejo clínico das repercussões do racismo entre mulheres que se "tornaram negras". Psicologia. 2019;39.

12. Ercole FF, Melo LSD, Alcoforado CLGC. Revisão integrativa versus revisão sistemática. Reme Rev Min Enferm. 2014;18(1):9-11.
13. Santos GC, Ricci EC. Saúde mental da população negra: relato de uma relação terapêutica entre sujeitos marcados pelo racismo. Rev Psicol Unesp. 2020;19(spe):220-33.
14. Brasil. Ministério da Educação, Conselho Nacional de Educação, Câmara de Educação Superior. Resolução CNE/CES n. 1, de 11 de outubro de 2023. Institui as Diretrizes Curriculares Nacionais para os cursos de graduação em Psicologia. Diário Oficial da União. 2023;1:55.

13

Humanização do cuidado à saúde da mulher diante da perda perinatal

Maria Cristina Gomes de Santana
Renata Gonzalez Amaral
Isabella Regina Gomes de Queiroz

RESUMO

Perdas perinatais ocorrem entre o início da gestação e o primeiro mês de vida do recém-nascido. Acarretam luto perinatal e podem evoluir para o luto complicado. Alto índice de óbitos perinatais e incerteza da existência de fluxos e protocolos de acolhimento, nas maternidades de Salvador (BA), constituem-se em barreiras à saúde mental, nesses casos. Buscou-se identificar a presença de fluxos e protocolos de assistência à saúde da mulher, relacionados à humanização, em situação de perda perinatal na Rede de Saúde de Salvador. Este foi um estudo documental qualitativo e exploratório. Foram analisados documentos eletrônicos oficiais, abordando cuidados às mulheres com perda perinatal. Sete documentos foram selecionados; apenas um apresentou tais fluxos e/ou protocolos de acolhimento – a escuta qualificada foi a conduta mais destacada. Evidenciam-se barreiras na assistência a mulheres em perda perinatal, corroborando incertezas da existência de fluxos e protocolos, estruturados para esse fim, nas maternidades de Salvador.

INTRODUÇÃO

A perda perinatal refere-se às perdas que ocorrem durante toda a gestação até o primeiro mês de vida do recém-nascido.[1] Com a perda, instaura-se a premência do luto. Segundo Freud,[2] o luto é um fenômeno mental natural, lento e doloroso, que se caracteriza por sentimento de tristeza profunda, afastamento de atividades que não estejam vinculadas a pensamentos sobre o objeto perdido, perda de interesse no mundo externo e incapacidade de substituir a perda com um novo objeto de amor. Nessa direção, o luto perinatal é considerado um processo natural e não patológico; contudo, complicações nesse processo podem ocorrer principalmente em casos de mortes não esperadas, violentas, ou quando não há a oferta de suporte emocional à mulher, configurando o "luto complicado".[3]

Mulheres em situação de luto perinatal podem vivenciar sentimentos de vazio, culpa, preocupação em relação a uma nova gravidez, raiva, não aceitação da perda e apatia. Muitas desenvolvem transtornos psiquiátricos até cerca de um ano após a perda, bem como dificuldades no planejamento de gravidezes futuras e relacionamento com os próximos filhos.[1,3]

Lidar com a carga emocional que envolve uma perda, destacadamente no contexto da maternidade, também pode se constituir em um desafio para a equipe de saúde.[1] Os altos números de óbitos perinatais vigentes no Brasil, destacadamente no Sistema Único de Saúde (SUS), podem agravar essa dificuldade vivida pela equipe de saúde, dada a incerteza da contemplação de um fluxo de assistência humanizada à saúde da mulher em situação de perda perinatal nos protocolos de humanização instituídos nessas maternidades.[4]

Considerando como mortalidade perinatal o somatório de óbitos fetais e neonatais precoces, apenas no ano de 2019 houve, no Brasil, 47.507 óbitos perinatais, sendo Salvador (BA) a capital brasileira com o terceiro maior índice de óbitos perinatais – 668 – nesse mesmo ano.[5] Diante desses altos números, torna-se de fundamental importância a existência de uma padronização de ações direcionadas ao manejo assistencial da mulher em luto perinatal, para guiar enfermeiros, médicos, psicólogos e técnicos a uma abordagem humanizada a essas mulheres, que tendem a estar mais suscetíveis a distúrbios psicológicos.[5,4]

Considera-se relevante a necessidade do debate sobre o alto número de óbitos perinatais e sobre o cuidado singular a cada mulher diante da perda de um filho. Assim, esta pesquisa propôs-se identificar e conhecer qualitativamente a existência de documentos internos que regulamentem o fluxo assistencial em acolhimento no cuidado a essas mulheres, e caracterizar quais procedimentos e condutas são ofertados nas maternidades de Salvador.

Desse modo, este estudo se justifica pela importância na elaboração de guias e fluxos específicos de acolhimento, que venha a contribuir e promover meios para melhor qualificação e humanização na rede de assistência à saúde da mulher, validando sua dor, auxiliando no processo de superação e elaboração do luto perinatal e suas consequências como um todo, no contexto de sua saúde mental, para que o retorno às suas atividades habituais tenha menos complicações emocionais. Objetiva-se neste capítulo identificar a presença de fluxos e protocolos de assistência à saúde da mulher, relacionados à humanização, em situação de perda perinatal na Rede de Saúde de Salvador.

MORTALIDADE PERINATAL, INFANTIL E NEONATAL

Segundo a Secretaria de Vigilância em Saúde,[7] o período perinatal começa em 22 semanas completas de gestação e termina aos sete dias completos de nascimento (0 a 6 dias de vida). Assim, a mortalidade perinatal diria respeito tanto à mortalidade fetal – óbitos ocorridos a partir da 22ª semana completa de gestação, ou de fetos com peso igual ou superior a 500 g ou estatura a partir de 25 cm – quanto à mortalidade neonatal precoce.[6,7]

Segundo o Ministério da Saúde (MS), a mortalidade infantil abrange todos os óbitos de nascidos vivos residentes menores de 1 ano de idade (0 até 364 dias de vida), podendo ser subclassificada em mortalidade neonatal precoce, tardia e pós-neonatal. A mortalidade neonatal precoce corresponde aos óbitos de crianças de 0 a 6 dias de vida completos; a tardia, aos óbitos de crianças de 7 a 27 dias de vida completos; e a pós-neonatal, aos óbitos de crianças de 28 a 364 dias de vida completos.[7]

Segundo o relatório de estatísticas mundiais da Organização Mundial da Saúde (OMS) de 2018,[8] o número de óbitos entre os recém-nascidos no mundo caiu de 31 para 18 a cada mil nascimentos, entre 2000 e esse mesmo ano. Entretanto, as taxas de mortalidade neonatal continuaram elevadas em muitos países, ocorrendo 2,6 milhões de óbitos em 2016 nessa faixa etária, a maioria deles na primeira semana de nascimento. As principais causas de óbitos neonatais no mundo são: prematuridade, eventos relacionados ao parto – como asfixia e trauma ao nascimento – e sepse neonatal (correspondendo juntas a ¾ de todos os óbitos neonatais). Após não alcançar os Objetivos de Desenvolvimento do Milênio, definidos no ano 2000 para o ano de 2015, a OMS redefiniu como meta zerar esses indicadores de mortalidade neonatal e infantil até 2030, determinando como objetivo mínimo para os países do grupo o índice de até 12 mortes de recém-nascidos para cada mil nascimentos e 25 mortes a cada mil crianças abaixo de 5 anos.[8]

No Brasil, somente em 2019 ocorreram 35.293 óbitos infantis, dos quais 11.035 ocorreram na região Nordeste, 2.970 na Bahia e 514 em Salvador.[6] Dentre as causas evitáveis de mortalidade infantil no Brasil, destacam-se: as reduzíveis pelas ações de imunização, pela atenção à mulher na gestação, pela adequada atenção à mulher no parto, pela adequada atenção ao recém-nascido, pelas ações de diagnóstico e tratamento adequado e pelas ações de promoção à saúde e vinculadas às ações de atenção.[6] Com relação aos óbitos perinatais – que englobam os fetais e neonatais precoces –, identificou-se a marca de 47.507, sendo 4.372 óbitos no estado da Bahia. Salvador foi a capital brasileira com o terceiro maior índice de óbitos perinatais: 668. As causas evitáveis do óbito perinatal são as mesmas que se enquadram para a mortalidade infantil.[9]

As causas dos óbitos fetais são consideradas mal definidas,[7] mas estão diretamente relacionadas ao período em que ocorre o óbito em si: a) no anteparto, os óbitos se devem comumente a complicações e doenças da mãe ou do feto, sendo as principais causas sífilis, anomalias congênitas, hipertensão materna e descolamento prematuro de placenta; b) no óbito intraparto, os principais causadores são asfixia durante o trabalho de parto e descolamento prematuro de placenta.[10] Ademais, essas causas podem estar relacionadas aos grupos de maior vulnerabilidade, como faixa etária materna precoce ou tardia, grau de escolaridade e nível socioeconômico materno baixo.[6-8]

POLÍTICAS PÚBLICAS BRASILEIRAS VOLTADAS À SAÚDE DA MULHER

Na década de 1980, com a abertura política no Brasil e a contribuição do movimento feminista brasileiro, fomentou-se o debate relativo à desigualdade nas condições de vida e de gênero, bem como à sexualidade e reprodução e prevenção de doenças sexualmente transmissíveis, entre outras.[11] Assim, em 1984 foi criado pelo MS o Programa de Assistência Integral à Saúde da Mulher (PAISM), que tinha como princípios a descentralização, hierarquização e regionalização dos serviços, bem como a integralidade e equidade da atenção, sendo fortemente influenciado pelos conceitos que embasariam o SUS em 1988.[11] Em 2000, o MS lançou o Programa de Humanização do Pré-Natal e Nascimento (PHPN), que tinha como meta garantir a humanização e integralização da assistência obstétrica qualificada, em estados e municípios brasileiros.[12]

A partir da elaboração do PAISM, o programa recebeu novas especificações e, em 2001, por meio da Norma Operacional de Assistência à Saúde (NOAS-SUS), o MS ampliou as responsabilidades municipais da Atenção Básica.[11] Em 2003, a Área Técnica de Saúde da Mulher percebeu a necessidade de articulação com outras áreas e de novas ações para determinados grupos, como mulheres em zonas rurais, com deficiência, negras, indígenas, presidiarias, lésbicas, e a participação nas discussões e atividades sobre saúde da mulher e meio ambiente.[11]

A segunda reimpressão da PNAISM, em 2011, trouxe incrementos para garantir o acesso das mulheres à promoção e prevenção em saúde, a redução da morbidade e mortalidade femininas e a consolidação do atendimento humanizado e integral à saúde da mulher no SUS.[11] No mesmo ano, estruturou-se um modelo de atenção ao parto e nascimento, sendo também institucionalizada a Rede Cegonha. Essa estratégia do MS, que prioriza o acolhimento e a vinculação da mulher à sua unidade de referência para o parto, visa garantir um atendimento de qualidade, seguro e humanizado desde a assistência familiar, o pré-natal, o parto e o puerpério, até os dois primeiros anos da criança.[9]

LUTO PERINATAL

Segundo Freud,[2] o luto é um fenômeno mental natural e constante do desenvolvimento humano, não sendo considerado doença, constituindo-se em um estado de reação à perda importante para sua elaboração. Para o autor, é um processo influenciado por vivências pessoais que se dão por todo o desenvolvimento humano, revivido como símbolos mnêmicos de situações traumáticas semelhantes do passado. O luto se dá a partir da elaboração da vivência da perda, que requer um trabalho psíquico, sendo uma resposta esperada e inclusive necessária, constituindo-se em um processo individual, influenciado por aspectos sociais, culturais e emocionais.[5]

Na literatura mundial, o luto perinatal é definido como um processo pessoal e não patológico, enfrentado pelos pais após a perda de um feto de forma involuntária entre 22 semanas de gestação (ou com 500 g, ou mais de 25 cm) e 7 dias de vida após o nascimento.[1,5] Normalmente, o luto após uma perda perinatal estende-se por um período de seis meses a um ou dois anos, podendo, em 20% dos casos, ultrapassar esse tempo.[3] Dentre as reações a esse tipo de perda, têm-se: prejuízo das funções diárias, afastamento social, sentimento de raiva, choque, descrença, negação, ansiedade, estresse pós-traumático, distúrbios do sono e depressão, podendo haver outros impactos a longo prazo, como na gestação subsequente ou no relacionamento entre parceiros.[5]

No livro *Como lidar: luto perinatal*,[4] a autora diferencia quatro estágios do luto: fase do choque/torpor, que tem duração de horas a semanas; fase da saudade e da busca da figura perdida, que pode perdurar de meses a anos; fase da desorganização e do desespero; e fase da organização, que corresponde a uma aceitação da perda.

A gravidez está relacionada à chegada de uma nova vida, e um óbito nesse momento é um evento inesperado, não havendo preparação prévia dos pais para tal mudança de concepção vida-morte.[3,4] Além disso, em alguns casos, os pais são privados de registrar o natimorto como filho, ou de realizar rituais de despedida – o que se constitui no "luto privado de direitos".[5] Como evidenciado por uma revisão sistemática,[3] experiências pessoais específicas da mãe podem culminar na intensificação do luto: o maior grau de vínculo criado entre a mulher e o bebê antes da perda, como escolha do nome, compra de enxoval, montagem do quarto, entre outros aspectos, pode ser determinante nesse processo, bem como o fato de ser primigesta.

Saúde no parto e puerpério e acolhimento ao luto perinatal

No que tange ao luto perinatal, considerando todos os seus aspectos emocionais e as possíveis desordens psiquiátricas por ele desencadeadas, inclusive o luto complicado, a assistência humanizada urge como um fator muito importante para minimizar os impactos negativos que esse processo pode trazer à saúde da mulher. Nesse sentido, é fundamental a oferta de apoio psicológico específico por parte da equipe de saúde imediatamente após a perda perinatal e que ele perdure rotineiramente após a alta hospitalar.[3]

Ademais, nesse momento de fragilidade e muitas vezes de negação, há uma série de situações que requerem tomadas de decisões por parte dos pais, e muitas escolhas incorretas podem ocasionar arrependimento e dificultar o processo de luto.[5] É importante frisar que as escolhas de cada mulher e de sua família sofrem influência de sua cultura e experiências pessoais e devem ser sempre respeitadas; entretanto, o profissional de saúde deve sempre elucidar e explicar os riscos e benefícios de cada opção.[4,5]

Em situações de perdas intrauterinas, uma escolha muito comum a ser feita, dependendo da condição de saúde física e emocional da mulher, bem como do período gestacional em que ocorreu essa perda, é entre a realização da conduta expectante ou do manejo ativo.[4] Esse momento é um ótimo exemplo de como o profissional de saúde deve participar da escolha da gestante, instruindo-a e realizando o acolhimento para que ela consiga tomar a melhor decisão nessa situação de fragilidade emocional.[4]

Um estudo qualitativo realizado em 2019, em dois hospitais espanhóis,[5] enfatiza a importância de a equipe de saúde encorajar e incentivar os pais a realizarem certas práticas que podem ajudar a amenizar o sofrimento, como ver e se despedir do bebê, guardar lembranças como fotos, pegadas ou roupas, desde que essa seja a vontade desses familiares. Além disso, com o mesmo intuito, frisa a importância da alocação cuidadosa da mulher em áreas da maternidade onde não haja contato com outros pais com bebês nascidos, bem como a necessidade de evitar expressões e linguagem clínico-administrativa

(p. ex., feto), uma vez que ocasionam maior angústia. Outros estudos destacam que visualizar o feto após a interrupção de uma gestação pode ser muito traumático para algumas mulheres, entretanto para outras pode ajudar na compreensão de que a decisão tomada foi a certa.[3] No cenário atual da saúde brasileira, ainda existem obstáculos para uma abordagem adequada ao luto perinatal, apesar das orientações do documento *Boas práticas de atenção ao parto e ao nascimento*, desenvolvido em 1996 pela OMS, que orienta práticas adequadas e seguras para a assistência obstétrica, qualificada e humanizada,[13] bem como cria a Rede Cegonha e o PHPN, que exploram, nos seus programas, o acolhimento durante o pré-natal e o puerpério.

Para alcançar a melhor resolução das diversas questões que procedem a perda, a equipe de saúde necessita ser hábil para intervir nesses momentos e prestar uma assistência rica em respeito e dignidade a essas famílias, ato essencial para amenizar o processo do luto.[4,5] Alguns estudos demonstraram que tais intervenções são eficazes quando voltadas aos grupos de alto risco ou àqueles que já apresentam o luto complicado.[3]

Segundo as autoras do livro *Como lidar: luto perinatal*,[4] há poucas publicações na literatura brasileira que abordem este tema, bem como poucos relatos no mundo de protocolos de assistência às mulheres enlutadas após uma perda gestacional e/ou no período neonatal precoce. Tal déficit pode ser consequência da carência e não comprovação de eficácia das intervenções realizadas em estudos randomizados destinados à prevenção do luto perinatal.[3,5]

METODOLOGIA

Trata-se de um estudo documental descritivo de abordagem qualitativa exploratória, realizado a partir de documentos de registros institucionais, publicizados, de autoria oficial e acesso público aberto, em documentação eletrônica. A pesquisa foi desenvolvida nos sites oficiais do MS do Brasil, das Secretarias de Saúde do Estado da Bahia (Sesab) e Municipal de Salvador e de hospitais e maternidades de Salvador que disponibilizavam a documentação eletrônica de seus registros para acesso público aberto. Partiu-se do princípio de que tais documentos investigados podem ser utilizados como guia para instruir os profissionais da cidade de Salvador acerca do cuidado ofertado às mulheres em situação de perda perinatal. O estudo se deu entre maio de 2021 e abril de 2022.

Foram incluídos nessa pesquisa documentos oficiais relativos às políticas de humanização em saúde, bem como normas técnicas, manuais, orientações de serviço, fluxos e protocolos internos e de cunho público que foram levantados dos sites já referidos (Tabela 1). Não há em seus capítulos

TABELA 1 Sinóptico das informações extraídas dos documentos

Especificações	Fonte	Tema central	Apresenta fluxo ou protocolo de acolhimento relacionados à perda perinatal	Público-alvo	Objetivo
Cartas de Serviço ao Usuário – capítulo "Programa Atenas"	Site IV	Serviços ofertados aos usuários	Não	Usuários da maternidade	Apresentar e esclarecer os serviços oferecidos pela maternidade ao usuário.
Política Estadual de Atenção Integral à Saúde das Mulheres no Estado da Bahia – subcapítulo 5.3	Sesab	Diretrizes a serem abordadas nas ações de atenção à saúde da mulher no estado da Bahia	Não	Gestores públicos e população baiana	Garantir atenção integral e qualificada às mulheres no estado da Bahia.
Atenção Humanizada ao Abortamento – Norma Técnica: Capítulo 03	Ministério da Saúde	Atenção humanizada ao abortamento no Brasil	Não	Profissionais e gestores de saúde	Ser um guia para apoiar profissionais e serviços de saúde e introduzir novas abordagens no acolhimento e na atenção ao abortamento.

continua

TABELA 1 Sinóptico das informações extraídas dos documentos (*continuação*)

Especificações	Fonte	Tema central	Apresenta fluxo ou protocolo de acolhimento relacionados à perda perinatal	Público-alvo	Objetivo
Gestação de Alto Risco – Manual Técnico 5ª edição (capítulo "Óbito fetal")	Ministério da Saúde	Atenção ao parto de alto risco e nascimento	Sim	Profissionais e gestores de saúde	Apoiar os profissionais responsáveis pelo cuidado na qualificação da atenção à gestante de alto risco.
Manual Prático Para Implementação da Rede Cegonha (p. 34)	Sesab	Rede Cegonha	Não	Gestores de saúde	Orientar e subsidiar os gestores e os trabalhadores na implementação da Rede Cegonha.
Protocolo de Atenção Básica – Saúde das Mulheres (2016)	Ministério da Saúde	Saúde reprodutiva da mulher	Não	Profissionais de saúde da Atenção Básica	Servir de subsídio para a tomada de decisão qualificada por parte dos profissionais de saúde, de acordo com aspectos essenciais à produção do cuidado.

Sesab: Secretaria de Saúde do Estado da Bahia.

e/ou subcapítulos dados sobre os cuidados assistenciais de humanização às mulheres em situação de perda durante a gestação e nos primeiros 28 dias de vida do recém-nascido. Entre esses documentos somente foram incluídos aqueles considerados autênticos (genuínos e de origem inquestionável), documentos primários representativos ao tema e com conteúdo claro e compreensível.

Após uma busca exaustiva, foram excluídos da pesquisa documentos que não abordavam nenhuma consideração acerca dos cuidados com saúde mental na gestação e no puerpério e edições mais antigas de documentos repetidos, obtidos em mais de um site.

A análise documental foi realizada por meio da técnica de análise de conteúdo, segundo Minayo,[14] seguindo os critérios de exaustividade e da leitura flutuante para extração de elementos informativos de cada texto pertinentes às questões de interesse deste trabalho, quando foi realizada a categorização. Na terceira fase, da análise documental, os dados foram coletados e organizados em quadros para a realização de análise reflexiva e crítica, relacionando os achados com os objetivos deste estudo.

RESULTADOS

Os dados foram extraídos a partir dos sites do MS (Site I), Sesab (Site II), Secretaria de Saúde Municipal de Salvador (Site III) e de 13 maternidades de Salvador. Das 13 maternidades, cinco foram maternidades privadas e oito públicas, sendo uma federal e sete estaduais. Apenas do site da maternidade federal (Site IV) foram selecionados documentos que atenderam aos critérios de inclusão desta pesquisa, somando 15 documentos. Desses, seis foram excluídos por não abordarem cuidados com saúde mental na gestação e puerpério e dois por serem versões mais antigas de documentos coletados. Assim, sete documentos atenderam aos critérios de inclusão e fizeram parte do estudo. Apenas um dos documentos selecionados foi obtido a partir do Site IV e nenhum a partir do Site III. A Tabela 2 apresenta a distribuição de documentos de acordo com os sites fontes, sequenciados em numeração romana.

Com relação aos tipos de documentos, foram coletados uma carta de serviço, uma cartilha, dois manuais, uma norma técnica, uma política pública e um protocolo. A Tabela 2 apresenta os tipos de documentos retirados de cada site.

Dos sete documentos selecionados, apenas um apresentava fluxo e/ou protocolo de acolhimento direcionado às mulheres em situação de perda perinatal. Após aplicação das técnicas de análise mencionadas, os documentos foram categorizados de acordo com os assuntos que mais se destacavam e se

TABELA 2 Distribuição dos tipos de documentos de acordo com a fonte

Sites	Cartilha	Carta de serviço	Manual	Norma técnica	Política pública	Protocolo	N. total de documentos
Site I							3
Site III							3
Site III							0
Site IV							1

Fonte: elaborada pelos autores.

repetiam. Dessa forma, emergiram quatro categorias: 1. Escuta qualificada; 2. Respeito à autonomia da gestante; 3. Roteiro de conversa – transmissão da má notícia; e 4. Sentimentos da mulher diante da perda.

- **Categoria 1 – Escuta qualificada:** quatro documentos abordaram o tema, sendo uma carta de serviço ao usuário, uma norma técnica, um protocolo e um manual. O protocolo relaciona a escuta qualificada à humanização do atendimento nos serviços de urgência/emergência obstétrica e a carta de serviço ao usuário à construção de narrativas próprias sobre perdas de até 12 semanas de gestação. Já a norma técnica destaca a importância da escuta para estabelecer uma relação de confiança entre o profissional de saúde e a mulher. Por sua vez, o manual faz referência à escuta qualificada pela atitude de "confortar" e "amparar" tanto os pais quanto toda a família.
- **Categoria 2 – Respeito à autonomia da gestante:** três documentos abordaram o tema, sendo uma norma técnica, uma carta de serviço e um manual técnico. O manual aborda a importância de respeitar a escolha da mulher diante da possibilidade de conduta ativa e expectante, bem como sobre decisões como de ver ou não o bebê após a conduta e a realização de exames pós-morte, como necrópsia. A norma técnica enfatiza a necessidade de a decisão da mulher ser "livre", "consciente" e "informada", contando com a participação do profissional de saúde, sendo, assim, uma "decisão compartilhada". Já a carta tangencia o tema, citando a abordagem de um de seus serviços prestados às gestantes em situação de perda.
- **Categoria 3 – Roteiro de conversa – transmissão da má notícia:** sobre esta categoria, dois documentos – uma norma técnica e um manual – exploram formas adequadas de comunicação com a gestante – verbais e não verbais – diante de suas demandas emocionais, citando assuntos, estratégias, frases, palavras e até mesmo gestos específicos para serem utilizados. Segundo os documentos, os principais temas a serem explorados são: "Desejo de ser mãe", "Relacionamento com o parceiro" e "Apoio/suporte emocional". Além disso, esses documentos abordam a maneira correta de transmitir a má notícia, frisando a necessidade de ambiência adequada, cuidado com os termos utilizados, postura ética do profissional de saúde, demonstração de afeto por parte dele e veracidade das informações transmitidas.
- **Categoria 4 – Sentimentos da mulher diante da perda:** dois documentos abordaram diretamente o tema, sendo eles uma norma técnica e um manual técnico. Foram relatados os seguintes sentimentos: "raiva", "insuficiência", "impotência", "culpa", "autocensura", "pesar", "ansiedade", "solidão" e "angústia".

DISCUSSÃO

As categorias supracitadas, definidas a partir dos temas que mais se destacavam e se repetiam nos documentos selecionados, correspondem a temas comumente abordados na literatura sobre o assunto da perda perinatal. A seguir, discute-se sobre as categorizações separadamente e seus achados.

Categoria 1 – Escuta qualificada

O tema Escuta qualificada, primeira categoria deste estudo, foi o mais abordado nos documentos selecionados. Esse achado pode ser atribuído ao fato de a escuta ativa ser uma das bases para todo acolhimento humanizado, como destacado pelo MS por meio da Política Nacional de Humanização.[15] Ao acessar o serviço de saúde, a primeira coisa que um paciente deseja, independentemente da sua queixa, é ter suas dores – físicas ou emocionais – legitimadas. Para que isso se concretize, é peremptório que o paciente possa falar abertamente e que quem o atende o ouça verdadeiramente, visando estabelecer uma relação de vínculo, com confiança e compromisso. Os documentos analisados enfatizam que, para realizar um acolhimento adequado dessas mulheres em situação de perda perinatal, tão importante quanto ouvir é a forma como os profissionais de saúde exercem a escuta: eles devem evitar julgamentos e não devem conter e/ou rebater o que é dito pela mulher, principalmente em um momento de emoção. Esses aspectos são ratificados por Salgado et al.,[4] que enfatizam a importância de a mulher "desabafar" sem ser repreendida na elaboração da perda e amenização de sentimentos como raiva, tristeza, descrença e negação.

Categoria 2 – Respeito à autonomia da gestante

O Respeito à autonomia da gestante é um tema bem consolidado quando se faz referência ao luto perinatal. Os documentos analisados explanam a importância de respeitar as escolhas da mulher, uma vez que são decisões individuais, compondo um momento extremamente difícil. Camacho-Ávila et al.[5] corroboram esses achados ao enfatizar que as escolhas de cada mulher após a perda refletem suas próprias crenças e vivências, devendo ser valorizadas e respeitadas.

As principais escolhas destacadas a partir dos documentos foram: "realização da conduta ativa *vs.* expectante", "ver ou não o bebê após a conduta" e "realização de necrópsia". Na literatura, Camacho-Ávila et al.[5] trazem como decisões importantes da mulher a serem respeitadas "ver o bebê", 'se despedir do bebê", "guardar memórias, como fotos, pegadas ou roupas", entre outras. Já Salgado et al.[4], no capítulo "Como lidar com a perda uterina", tratam da decisão entre as condutas ativa e expectante após o diagnóstico do óbito fetal, ratificando também a necessidade de fazer valer a escolha da mulher.

Ademais, outro achado deste estudo faz referência à "decisão compartilhada" entre o profissional de saúde e a mulher que enfrenta a perda, ainda que essa escolha seja, no fim, da gestante. Fazendo referência à obra de Salgado et al.[4] supracitada, os autores corroboram esse ponto ao apresentar as condutas ideais que devem ser realizadas pelos profissionais e pela mulher em cada situação de seguimento do óbito fetal, explanando a importância do posicionamento médico nesse momento, que deve destacar os riscos e benefícios de cada situação por meio de seus conhecimentos científicos e sua experiência, permitindo, assim, o empoderamento da mulher e que ela realize uma escolha consciente em prol do seu bem físico e mental.

Categoria 3 – Roteiro de conversa e transmissão da má notícia

Após a análise documental, viu-se que alguns documentos traziam formas e elementos cruciais para adequar uma conversa com a gestante tanto no momento de transmissão da má notícia quanto em momentos posteriores. Faziam também referência a temas importantes a serem abordados, como "desejo de ser mãe", "relacionamento com o parceiro", "comunicação dos fatos" e "apoio emocional". Entende-se que a abordagem de alguns desses aspectos, levando em conta a disponibilidade da mulher, pode ajudar na compreensão dos significados da perda no contexto de vida do indivíduo e sua família.

Na literatura, autores como Salgado et al.[4] e Camacho-Ávila et al.[5] ratificam esse achado ao afirmarem que a forma como a notícia da perda é transmitida influencia significantemente na maneira como a mulher associa e enfrenta os estágios do luto, trazendo exemplos de frases e expressões, bem como temas similares a serem abordados no acolhimento a essas mulheres.

Categoria 4 – Sentimentos da mulher diante da perda

Como mencionado, a partir dos documentos analisados, os sentimentos que foram destacados foram "raiva", "insuficiência", "impotência", "culpa", "autocensura", "pesar", "ansiedade", "solidão" e "angústia". Camacho-Ávila et al.[5] apontam sentimentos e reações similares, além de "prejuízo das funções diárias", "choque", "descrença", "negação", "estresse pós-traumático", "distúrbios do sono" e "depressão". Os achados desse e de outros estudos ratificam que os sentimentos apresentados compõem o luto inerente à perda e devem ser reconhecidos o mais brevemente possível pelos profissionais de saúde para que seja ofertado um suporte psicológico direcionado à mulher o quanto antes, em que essas reações possam ser trabalhadas, evitando, assim, o luto complicado.

Limitações do estudo

Como mencionado, apenas sete documentos fizeram parte da análise do estudo e, desses sete, apenas um apresentou fluxos e/ou protocolos de acolhimento voltados às mulheres em situação de perda perinatal. Pode-se perceber, portanto, que os achados deste estudo corroboram o que é visto na literatura científica até o atual momento: a deficiência de fluxos e protocolos de atendimento voltados às mulheres em situação de perda perinatal na rede de saúde como um todo.[3,4]

Este trabalho foi realizado no meio virtual, durante a pandemia da Covid-19, o que se configurou como um limitador da aquisição de um número de documentos maior, uma vez que muitas maternidades não fornecem tais materiais no formato eletrônico e disponíveis ao acesso público aberto. Entretanto, sabendo-se que atualmente a internet se configura como um importante meio facilitador para se conectar com as informações, é importante destacar que, se existentes na condição física (portanto, não incluídas neste estudo), tais documentos deveriam estar disponíveis no meio virtual, permitindo o acesso não somente de profissionais de saúde acerca do conhecimento e qualificação, mas sobretudo das gestantes e familiares sobre informações, condutas, diretrizes e direitos em um momento de possível perda.

Sobre a carência vigente de tais protocolos e fluxos, a literatura pontua que eles devem estar fundamentados em condutas baseadas em evidências científicas; contudo, estudos observacionais ou até mesmo revisões de literatura são escassos.[3] Essa ausência de materiais científicos dificulta a preconização de diretrizes que especifiquem as intervenções a serem seguidas, promovendo rachaduras no acolhimento, levando à piora do sofrimento inerente à perda perinatal.[4,5]

CONSIDERAÇÕES FINAIS

Com este estudo, fica claro que, para amenizar os riscos à saúde mental dessas mulheres, primeiro é imprescindível que a humanização seja a base da assistência obstétrica desde a primeira consulta pré-natal para que o acolhimento, em todos os momentos que podem envolver gestação, parto e puerpério, aconteça de forma natural e espontânea. Desde esses momentos, o profissional de saúde deve ser um meio de garantir os direitos à informação, ao cuidado e a um atendimento rico em atenção e dignidade. Portanto, com essa finalidade, é peremptório que seja realizada a escuta ativa, esclarecendo as dúvidas existentes da paciente e de seus acompanhantes, permitindo, assim, que confie naqueles que prestam o serviço e possam se expressar livremente, sem medo de julgamento e repressão, já que, dentre os achados referentes aos cuidados oferecidos a essas mulheres, a escuta qualificada foi a conduta mais relatada, promovendo impactos positivos no processo de luto perinatal, como formação de vínculo e confiança com a equipe de saúde, elaboração materna da perda e amenização dos sentimentos inerentes ao luto.

A partir do histórico das políticas públicas brasileiras voltadas à mulher, somado à realidade vigente, pode-se perceber, portanto, que apesar dos avanços ao longo de um século de luta, na prática ainda há muitas lacunas a serem preenchidas no que diz respeito à consolidação dos direitos institucionalizados em questão. Percebe-se há um déficit quanto à existência de políticas, diretrizes e protocolos específicos em maternidades, que foquem na saúde mental dessa parte da população, em especial no que tange a gravidez, parto e puerpério, como forma de apoio para famílias que passam pelas situações de fetos natimortos e morte neonatal. A carência de documentos eletrônicos disponibilizados pelas maternidades, que norteiem as condutas e práticas dos profissionais de saúde diante das demandas emocionais de mulheres em situação de perda perinatal, pode refletir a deficiência de protocolos e fluxos nessas instituições de saúde, entretanto, é algo que não se pode afirmar. Todavia, levando em consideração a importância do meio virtual como um facilitador do acesso à informação, se esses documentos físicos estão presentes nessas instituições, é de grande valia que sejam disponibilizados ao acesso virtual público aberto, como uma forma de garantir a consolidação dos direitos da gestante e da mulher. Nessa direção, para tal investigação recomenda-se a realização de um estudo documental no espaço físico das maternidades.

REFERÊNCIAS

1. Montero SMP, Sánchez JMR, Montoro CH, Crespo ML, Jaén AGV, Tirado MBR. A experiência da perda perinatal a partir da perspectiva dos profissionais de saúde. Rev Latino-Am Enfermagem. 2011;19(6):1405-12.

2. Freud S. Luto e melancolia (1917 [1915]). In: A história do Movimento Psicanalítico, artigos sobre a Metapsicologia e outros trabalhos (1914-1916). Edição Standard Brasileira das Obras Psicológicas Completas de Sigmund Freud. V. XIV. Rio de Janeiro: Imago; 1996. p.245-63.
3. Kersting A, Wagner B. Complicated grief after perinatal loss. Dialogues Clin Neurosci. 2012;14(2):187-94.
4. Salgado HO, Polido CA. Como lidar: luto perinatal. São Paulo: Ema Livros; 2020.
5. Camacho-Ávila M, Fernández-Sola C, Jiménez-López FR, Granero-Molina J, Fernández-Medina IM, Martínez-Artero L, et al. Experience of parents who have suffered a perinatal death in two Spanish hospitals: a qualitative study. BMC Pregnancy Childbirth. 2019;19(1):1-11.
6. Ministério da Saúde. DATASUS. Banco de dados do Sistema Único de Saúde-DATASUS [Internet]. 2019 [citado 11 fev. 2025]. Disponível em: https://datasus.saude.gov.br/informacoes-de-saude-tabnet/.
7. Ministério da Saúde. Manual de vigilância do óbito infantil e fetal e do Comitê de Prevenção do Óbito Infantil e Fetal. Brasília: Ministério da Saúde; 2009.
8. Word Health Organization. World health statistics 2018: monitoring health for the SDGs, sustainable development goals. Geneva: World Health Organization; 2018.
9. Brasil. Ministério da Saúde. Portaria n. 1.459, de 24 de junho de 2011. Institui, no âmbito do Sistema Único de Saúde - SUS - a Rede Cegonha.
10. Montenegro CAB, Rezende Filho J. Rezende: obstetrícia fundamental. 14. ed. Rio de Janeiro: Guanabara Koogan; 2019.
11. Brasil. Ministério da Saúde. Secretaria de Atenção à Saúde. Departamento de Ações Programáticas Estratégicas. Política Nacional de Atenção Integral à Saúde da Mulher: princípios e diretrizes [Internet]. 1. ed., 2. reimpr. Brasília: Editora do Ministério da Saúde; 2011. Disponível em: https://bvsms.saude.gov.br/bvs/publicacoes/politica_nacional_mulher_principios_diretrizes.pdf.
12. Portaria n. 1.067, de 4 de julho de 2005. Institui a Política Nacional de Atenção Obstétrica e Neonatal, e dá outras providências.
13. World Health Organization. Boas práticas de atenção ao parto e ao nascimento. Geneva: World Health Organization; 1996.
14. Minayo MCS. Desafio do conhecimento: pesquisa qualitativa em saúde. 10. ed. São Paulo: Hucitec; 2007.
15. Brasil. Ministério da Saúde. Política Nacional de Humanização. Brasília: Secretaria de Atenção à Saúde; 2013.

14

Efetividade do Pré-Natal Integral *online* para promoção de saúde no puerpério

Ligia Momesso
Hilda Rosa Capelão Avoglia
Miria Benincasa

RESUMO

Este capítulo aborda a efetividade do Pré-Natal Integral (PNI) *online* como tecnologia social para a promoção de saúde no puerpério. A pesquisa utilizou o método de pesquisa-ação com sete gestantes entre 12 e 26 semanas de gravidez, acompanhadas em três fases: avaliação inicial, intervenção com 12 encontros temáticos e avaliação pós-parto. Instrumentos como o Self-Report Questionnaire (SRQ) e a Escala de Depressão Pós-Parto de Edimburgo (EPDS) foram aplicados. Os resultados destacaram redução de sintomas de transtornos mentais comuns e baixo índice de depressão pós-parto, sugerindo que intervenções *online* podem oferecer suporte psicológico efetivo. Apesar das limitações, como o tamanho da amostra e a execução virtual, o estudo aponta a relevância de modelos preventivos e integrativos para a saúde mental materna. O capítulo contribui para o aprimoramento das práticas de cuidado perinatal, especialmente em contextos que demandam acessibilidade e inovação tecnológica.

INTRODUÇÃO

O atendimento obstétrico no país hoje é uniprofissional, ou seja, centrado basicamente na figura do médico. Muitas instituições públicas e privadas vêm oferecendo serviços de acolhimento e informação a gestantes e casais, porém pouco se sabe sobre a eficácia dessas ofertas na promoção de saúde e prevenção de agravos durante o período pós-parto. Isso ocorre porque tais atividades são pouco descritas na literatura, impossibilitando a avaliação dos benefícios promovidos e sua replicação.

A literatura mostra que o puerpério é um período de vulnerabilidade física e mental, podendo ter impactos no desenvolvimento da maternidade, da família, do vínculo com o bebê, nas relações conjugais, profissionais e sociais da mulher.[1,2]

Alguns temas vêm sendo recorrentes quanto às demandas afetivas e emocionais que podem ser beneficiadas pelo trabalho da psicologia especializada em parentalidade e perinatalidade, termo este que vem recebendo cada vez mais atenção tanto na academia quanto na gestão de políticas públicas.[3,4]

Em setembro de 2000, na pactuação dos Objetivos de Desenvolvimento do Milênio (ODM), dois dos oito objetivos envolviam questões relacionadas à perinatalidade: reduzir a mortalidade infantil e melhorar a saúde materna. Em 2016, ao renovarem esse compromisso até o ano de 2030, ainda é possível encontrar referência sobre a mortalidade tanto materna como de bebês e a prevenção e promoção da saúde. Essa proposta mantida nos ODM revela a necessidade de olhar de forma integral para a saúde materno-infantil.

Nessa mesma direção, se anuncia uma adaptação do repertório teórico e técnico da psicologia às demandas da perinatalidade, que se confirma na realidade acadêmica por meio de um número superior a 600 registros no Google Acadêmico nos últimos cinco anos (pesquisa realizada em 28/08/2024 com o descritor "Psicologia perinatal" entre aspas). Se, por um lado, as raízes desse interesse se relacionam à necessidade de cuidado da família na sua origem, por outro, existe a constatação da vulnerabilidade física e mental da mulher e do bebê durante o período que circunda o parto.[3-5]

Esse momento do ciclo vital pode gerar impactos positivos e/ou negativos no desenvolvimento da mulher, do bebê e da família.[3] Quanto à mulher, há uma necessidade de adaptação ao papel recém-adquirido (exercício da maternidade) e a todas as demandas geradas por essa função.[6] Essa competência (ser mãe) não é intrínseca à condição de ser mulher, mas também depende da oferta de recursos financeiros, sociais e de assistência social, além de uma rede de apoio pessoal e profissional sólida e aderida à proposta de desenvolvimento dessa família. O bebê será impactado pela disponibilidade física e mental de adultos determinados a investir em seu desenvolvimento e nos cuidados que ele demanda. Por fim, a chegada de um novo membro exige uma reorganização da família, que pode ter maior ou menor habilidade em inserir esse bebê nas rotinas e recursos dessa nova realidade. Essa disponibilidade familiar está associada ao desejo pela criança, mas também aos recursos pessoais, sociais e de saúde acessíveis.[7]

O acompanhamento do parto sofre grandes transformações com o passar do tempo. No século XVII, havia parteiras que, com sua experiência, tentavam acalmar a gestante, criando um clima emocional agradável antes de realizar todo o trabalho de parto. Por esse motivo, o parto era considerado um assunto restrito ao universo feminino e costumava ser assistido pela mãe da gestante. Para aliviar a dor das contrações, acreditava-se que orações, talismãs ou até mesmo receitas mágicas ajudariam a gestante a enfrentar esse momento doloroso.[8]

Aos poucos, entre os séculos XVII e XVIII, surge a assistência no parto, ou seja, a figura do cirurgião. Como consequência, as parteiras perdem seu valor e o parto deixa de ser um "assunto de mulheres" e, gradativamente, assume o caráter de "espetáculo", sendo acompanhado por várias pessoas, principalmente por familiares.

A experiência de ser mãe, muitas vezes, é muito desafiadora para as mulheres. A cultura de romantizar esse processo, sustentada na crença de que maternar é um processo instintivo de todas as mulheres, nascendo simultaneamente ao nascimento do bebê, gera uma avalanche de afetos negativos quando, diante do recém-nascido, essa competência não se manifesta. O quadro se agrava quando o "amor incondicional", tão veiculado no universo da maternidade, não se dá nos primeiros contatos com o bebê.

OBJETIVO

O presente estudo teve como objetivo avaliar a efetividade do Pré-Natal Integral (PNI) de forma *online*. São objetivos específicos: desenvolver uma tecnologia social para a promoção de saúde no puerpério; avaliar transtorno mental comum e depressão pós-parto e compará-los com os índices nacionais.

MÉTODO

Este estudo é um recorte da dissertação de mestrado da primeira autora. O método utilizado foi a pesquisa-ação. Este método prevê uma sequência lógica e sistemática de passos com objetivos definidos, bem como instrumentos e técnicas para alcançá-los. Essa sequência lógica se divide em três fases, sendo elas: um momento de investigação (selecionar uma área de trabalho, buscar informações sobre ela, observar, levantar as características dessa população, selecionar grupos estratégicos, realização da pesquisa e devolução dos resultados); um de tematização (reflexão crítica sobre os fatos pesquisados, elaboração teórica e transformação em um programa pedagógico que devolva a informação para a população); e, por último, o de programação/ação (ação organizada, investigação da população, reflexão crítica de sua realidade e ações que a transformam, planejamento, execução e avaliação de um programa de ações).

O grupo de participantes foi composto por um total de sete mulheres, cujos nomes foram alterados na apresentação de dados, com a finalidade de preservar a privacidade. Trata-se, então, de nomes de flores: Tulipa, Margarida, Lírio, Íris, Violeta, Jasmim, e Rosa. Como critério de inclusão, as gestantes precisavam estar entre 12 e 26 semanas de gestação, com idades entre 23 e 40 anos e, no momento da avaliação, terem uma gestação de risco habitual.[9]

O recorte foi estabelecido considerando que a literatura aponta maior risco de perda gestacional antes de 12 semanas (Arcanjo et al.[10]) e que o grupo teve a duração de 12 semanas; assim, as gestantes seriam acompanhadas até a 38ª semana, período em que a gestação é considerada a termo, diminuindo o risco de que o parto ocorresse durante o período de realização do grupo.

Com a finalidade de caracterizar a amostra, será apresentada a Tabela 1, que diz respeito aos dados sociodemográficos das participantes do grupo de PNI. Elas se encontram com idade entre 23 e 40 anos, todas em um relacionamento estável com o pai do bebê, assim como apresentam pelo menos o Ensino Médio completo como nível de instrução.

Os encontros das três fases do trabalho foram realizados em ambiente virtual através da plataforma Microsoft Teams. As primeiras avaliações (primeira fase) ocorreram entre 12 de fevereiro e 25 de março de 2022. O PNI aconteceu semanalmente, com início em 25 de março de 2022 e término em 17 de junho de 2022, com duração aproximada de 90 minutos cada. A última avaliação (terceira fase), em que o bebê deveria ter entre 6 e 12 meses de idade, teve início em 20 de janeiro de 2023 e término em 23 de junho de 2023.

Os instrumentos utilizados neste estudo foram: Self-Report Questionnaire (SRQ); questionário sociodemográfico; Escala de Apego Materno-Fetal; entrevista psicológica; Escala de Depressão Pós-Parto de Edimburgo (EPDS); e PNI. O PNI, como indicado anteriormente, foi composto por três fases:

- **Primeira fase – Avaliação das gestantes:** foram aplicados os seguintes instrumentos: Escala de Apego Materno-Fetal; SRQ; entrevista psicológica; questionário sociodemográfico.

- **Segunda fase – PNI propriamente dito, composto por 12 encontros em grupo fechado:** nesses encontros, a coordenadora apresentava um tema e facilitava a discussão entre as participantes. Ao final do encontro, a coordenadora ou o profissional convidado ofereciam algumas informações sobre os temas, que foram distribuídos da seguinte forma:

1º encontro	Apresentação do grupo
2º encontro	Vínculo mãe e bebê
3º encontro	Relacionamento conjugal
4º encontro	Preparação para o parto, com a participação de uma enfermeira obstetra
5º encontro	Pós-parto e ansiedades próprias desse período
6º encontro	Família e rede de apoio durante o pós-parto
7º encontro	Sexualidade no pós-parto
8º encontro	Feminilidade e maternidade
9º encontro	Depressão e *baby blues*, com a participação de uma psiquiatra especialista em perinatalidade
10º encontro	Amamentação, com a participação de uma consultora em aleitamento
11º encontro	Parto, com a participação de uma médica obstetra
12º encontro	Encerramento

- **Terceira fase – Avaliação das puérperas: entrevista psicológica, SRQ e EPDS.**

Este estudo contemplou todos os procedimentos éticos para pesquisa com humanos, tendo sua aprovação pelo Comitê de Ética em Pesquisa da Universidade Metodista de São Paulo (CEP-Umesp), CAAE 59814916.9.0000.5508, parecer n. 1.776.015. A partir de 1º de fevereiro de 2022 foram iniciados os contatos com as participantes, acionadas por meio do método *snowball sampling* e grupos públicos ou páginas de redes sociais. Assim que as participantes foram contatadas e cumpriram os critérios estabelecidos pela amostra, foram informadas sobre os objetivos da pesquisa. Ao concordarem em participar, assinaram o Termo de Consentimento Livre e Esclarecido e foram agendadas datas e horários para a primeira fase do projeto, com duração aproximada de 60 minutos.

Após o término da primeira fase, definiu-se uma data comum à maioria das participantes e deu-se início aos encontros grupais. Apesar de 12 gestantes terem participado da primeira fase, apenas 8 conseguiram na data e horário definidos para os encontros, que foram gravados com a anuência das integrantes. Foi solicitado às participantes que aceitassem a inclusão em um grupo de WhatsApp com todas as integrantes. Os profissionais, conforme participavam do PNI, iam sendo inseridos nesse grupo.

A coleta de dados da terceira etapa também se deu em ambiente virtual e ocorreu entre 6 meses e 1 ano de vida do bebê. O grupo de WhatsApp permitiu esse controle além do agendamento com as participantes. Esse encontro, que foi dividido em dois, teve duração de aproximadamente 70 minutos.

Tanto as entrevistas quanto os encontros grupais foram transcritos na íntegra pelas autoras e estagiárias. Foram realizadas análises de conteúdo temático – categorial neste material, visto permitir a presença tanto de categorias apriorísticas como as que emergem do estudo. Nas sessões da intervenção, categorias foram definidas *a priori*, não impedindo que emergissem novas categorias ou subcategorias.

RESULTADOS E DISCUSSÃO

Trata-se de um recorte do estudo completo por permitir às autoras uma escolha: apresentar os dados referentes às coletas de dados qualitativas (entrevistas e encontros grupais) ou os resultados dos instrumentos da primeira e terceira fase da pesquisa. Foi feita a opção pela segunda coleta de dados. Em cada subtítulo se anuncia o instrumento a ser tratado e seus resultados na primeira e terceira fase da coleta. Dois instrumentos se destacam por não terem se repetido nesses dois momentos: Escala de Apego Materno-Fetal, aplicada apenas na primeira fase, e Escala de Depressão Pós-Parto, apenas na terceira fase.

Caracterização das participantes

Observa-se entre as participantes (Tabela 1) uma diversidade de ocupações e de renda familiar. Uma delas se declarou preta, duas se declararam pardas e as demais se declararam brancas. Jasmim encontra-se na segunda gestação, enquanto as outras participantes são primíparas.

A Tabela 2 diz respeito aos dados sociodemográficos das participantes do grupo de PNI após, aproximadamente, um ano da realização dos encontros *online*. Nota-se que, apesar de a renda familiar não ter tido uma queda, Tulipa e Lírio alteraram suas profissões, onde na data da entrevista se posicionam como dona de casa. A idade de seus filhos varia entre 10 meses e 1 ano.

TABELA 1 Caracterização das participantes na primeira avaliação

	Tulipa	Margarida	Lírio	Íris	Violeta	Jasmim	Rosa
Idade	23	40	32	25	30	32	30
Cidade e estado	Salvador (BA)	Taubaté (SP)	Casimiro de Abreu (RJ)	Betim (MG)	São Paulo (SP)	São Paulo (SP)	Curitiba (PR)
Estado civil	União estável	Casada	Casada	Casada	União estável	União estável	Casada
Profissão	Autônoma	Psicóloga	Cuidadora de idosos	Banhista	Advogada	Instrumentadora cirúrgica	Desempregada
Renda familiar	1 a 3 salários mínimos	Mais de 10 salários mínimos	1 a 3 salários mínimos	1 a 3 salários mínimos	3 a 5 salários mínimos	3 a 5 salários mínimos	1 a 3 salários mínimos
Cor	Preta	Branca	Parda	Branca	Parda	Branca	Branca
Escolaridade	Ensino médio completo	Doutorado	Ensino médio completo	Ensino médio completo	Pós-graduada	Ensino Superior incompleto	Ensino Superior completo

Fonte: elaborada pelas autoras.

TABELA 2 Caracterização das participantes na segunda avaliação

	Tulipa	**Margarida**	**Lírio**	**Íris**	**Violeta**	**Jasmim**	**Rosa**
Idade	24	41	33	26	31	33	31
Cidade e estado	Salvador (BA)	Taubaté (SP)	Casimiro de Abreu (RJ)	Betim (MG)	São Paulo (SP)	São Paulo (SP)	Curitiba (PR)
Estado civil	União estável	Casada	Casada	Casada	União estável	União estável	Casada
Profissão	Dona de casa	Psicóloga	Dona de casa	Passadora	Advogada	Instrumentadora cirúrgica	Desempregada
Renda familiar	1 a 3 salários mínimos	Mais de 10 salários mínimos	1 a 3 salários mínimos	1 a 3 salários mínimos	3 a 5 salários mínimos	3 a 5 salários mínimos	1 a 3 salários mínimos
Cor	Preta	Branca	Parda	Branca	Parda	Branca	Branca
Escolaridade	Ensino médio completo	Doutorado	Ensino médio completo	Ensino médio completo	Pós-graduada	Ensino superior incompleto	Ensino superior completo
Primeira gestação?	Sim	Sim	Sim	Sim	Sim	Não	Sim
Idade do filho na data do questionário	1 ano	11 meses	11 meses	1 ano	10 meses	1 ano	10 meses

Fonte: elaborada pelas autoras.

Resultados do Self-Report Questionnaire

A Tabela 3 disponibiliza detalhadamente os resultados alcançados pelas gestantes que compõem o grupo participante do questionário SRQ. Vale a pena destacar que, segundo instruções do instrumento, resultados a partir de 7 pontos podem ser considerados como risco para transtorno mental comum.

Dentre as sete participantes, somente Margarida, uma psicóloga de profissão, e Rosa destacam-se por apresentarem menor probabilidade de manifestarem risco para transtornos mentais comuns. No entanto, as demais indicam uma probabilidade mais elevada de enfrentar tais riscos em seu cotidiano. Esse aspecto ressalta a necessidade de considerar a saúde mental das gestantes como um ponto crítico a ser monitorado e tratado com atenção especial durante essa fase tão crucial de suas vidas. Estudos vêm mostrando que muitos quadros de sofrimento durante esse período da vida, indicando que a própria depressão, identificada como depressão pós-parto, pode ter sintomas já durante a gestação, caso a gestante seja avaliada por um profissional habilitado.[11-14] Esses sinais e sintomas, entretanto, acabam por se revelar mais intensamente durante o puerpério, mas já havia indícios de sua manifestação anteriormente. Diante disso, autores indicam a alteração do nome de "depressão pós-parto" para "depressão perinatal".[14] Ocorrências como conflito conjugal e familiar, violência doméstica e instabilidade financeira são fatores de risco para o aumento de sintomas de TMC (Minh et al.[13]), entretanto não foram investigados neste estudo.

Na Tabela 4, referente ao período de um ano após o término do PNI *online*, percebe-se uma pequena redução do risco de TMC em algumas gestantes. Antes, cinco delas apresentavam risco aumentado para TMC e nessa nova

TABELA 3 Self-Report Questionnaire – primeira avaliação

	Tulipa	Margarida	Lírio	Íris	Violeta	Jasmim	Rosa
Total de pontos	14	3	9	13	9	9	4

Fonte: elaborada pelas autoras.

TABELA 4 Self-Report Questionnaire – segunda avaliação

	Tulipa	Margarida	Lírio	Íris	Violeta	Jasmim	Rosa
Total de pontos	4	5	12	7	9	11	5

Fonte: elaborada pelas autoras.

avaliação verifica-se uma redução para três. Apesar da redução de risco entre as participantes, é evidente a vulnerabilidade nas duas avaliações, deixando clara a necessidade de atenção contínua e suporte psicológico ao longo do período pós-gravidez. Estes achados corroboram o estudo de Prina et al.[14] que, na pós-intervenção, revelou que as intervenções psicossociais preventivas diminuíram a frequência de quaisquer transtornos mentais diagnosticados, especialmente os sintomas depressivos, apesar de não terem efeito significativo sobre os sintomas de ansiedade. No presente estudo, verificou-se pouco risco para sintomatologia depressiva, como será demonstrado a seguir, enquanto se verifica maior prevalência para TMC. Outra similaridade entre este e o estudo de Prina et al.[14] foi a intervenção gerando resultados positivos no apoio social e na autoeficácia parental, revelada nas entrevistas.

Observa-se que três das participantes (Lírio, Violeta e Jasmim) indicam risco aumentado para TMC tanto na primeira quanto na segunda avaliação. Violeta e Jasmim estão entre as três participantes que possuem renda mais elevada, contrariando alguns estudos que indicam fatores socioeconômicos como indicadores de risco.[5,15] Outros fatores como violência doméstica e abuso durante a vida não foram investigados. Na entrevista, nenhuma participante relatou diagnóstico e tratamento psiquiátrico prévio nem no período da pesquisa, o que também é consolidado como fator de risco para TMC no puerpério.[5,14,15]

A literatura nos mostra[5,14] que há uma expectativa de aumento do sofrimento mental durante o período puerperal, mas muitos desses sintomas podem ser verificados já na gestação.[14,15] No entanto, em contraste com essa perspectiva, os resultados obtidos com as participantes do presente estudo revelam que uma intervenção preventiva e promotora de saúde, além do acompanhamento durante o processo, podem reduzir esses riscos.[14]

Escala de depressão pós-parto de Edimburgo

A escolha por acrescentar a EPDS à verificação mais geral de TMC fornecida pelo SRQ se sustentou na intenção de olhar mais especificamente para os riscos de sintomas depressivos, por se tratar de um transtorno mental altamente referenciado na literatura e, em muitos estudos, os resultados serem diferentes da avaliação de TMC.[14] As 10 questões da escala (EPDS) abordam aspectos como tristeza, ansiedade, insônia, sentimento de culpa e desinteresse pelas atividades cotidianas.

Entre as participantes do PNI *online*, observa-se que, das sete participantes, apenas uma apresentou risco para depressão pós-parto (Tabela 5). A título

TABELA 5 Escala de depressão pós-parto de Edimburgo

Participante	Resultado	Com indicativo	Sem indicativo
Lírio	11		X
Rosa	7		X
Jasmim	11		X
Margarida	6		X
Tulipa	6		X
Íris	14	X	
Violeta	7		X

Fonte: elaborada pelas autoras.

de comparação, isso representaria 14,3% da amostra. Embora o número de participantes seja pequeno e não haja interesse em torná-lo representativo, essa frequência levou as autoras a inferir que tanto a intervenção quanto o acompanhamento desenvolvidos podem ter contribuído para esses resultados.

A variação na duração e intensidade dos sintomas associados à depressão pós-parto revela uma diversidade de apresentações clínicas. Entre esses sintomas, comumente se observa um quadro caracterizado por sentimentos de melancolia, ansiedade e irritabilidade, bem como alterações nos padrões de sono e apetite, fadiga e dificuldade de concentração. Esses sintomas emergem tipicamente nos primeiros estágios pós-parto, perdurando ao longo de vários meses, a menos que a intervenção terapêutica adequada seja implementada. Por conseguinte, o diagnóstico da depressão pós-parto representa um desafio clínico, em razão da possível sobreposição de sintomas com experiências consideradas normativas no puerpério, como flutuações no apetite, redução da energia e insônia.[9,11]

Cumpre destacar que a depressão pós-parto deve ser cuidadosamente distinguida do fenômeno conhecido como *baby blues*, um distúrbio de humor transitório e relativamente comum que aflige muitas mulheres após o parto.[15] Os sintomas do *baby blues* envolvem irritabilidade, prontidão para o choro, ansiedade, insônia, fadiga e oscilações de humor. Normalmente, esses sintomas se manifestam nos primeiros dias pós-parto e, de forma geral, resolvem-se espontaneamente dentro de um período que se estende até 15 dias a dois meses. Por oposição, a depressão pós-parto se inscreve como uma condição mais severa e duradoura, caracterizada por sintomas que compreendem tristeza profunda, desinteresse por atividades previamente apreciadas, distúrbios do sono, modificações no apetite, fadiga, irritabilidade, sentimento de culpa, baixa autoestima e desinteresse pelo bebê. A depressão pós-parto pode fazer-se presente logo após o parto ou mesmo até um ano depois, mantendo-se por semanas ou meses caso não seja tenha o tratamento apropriado.[9,11]

A diferenciação entre o *baby blues* e a depressão pós-parto repousa sobre a gravidade dos sintomas, a duração do quadro clínico e a interferência nos cuidados dispensados à mãe e ao bebê.[7] A proposta de avaliar as participantes a partir de seis meses após o parto se deve ao interesse de não identificar os sintomas de *baby blues*, mas sim os de depressão pós-parto.

CONSIDERAÇÕES FINAIS

O presente estudo representa uma oportunidade para o aprimoramento do conhecimento científico na esfera da saúde materno-infantil. A proposta de investigar a efetividade de um modelo de intervenção *online* com gestantes oferece a liberdade e a facilidade de oferecer cuidados preventivos, de promoção de saúde e de rede de apoio a um volume maior de mulheres. No presente estudo, por inferência, é possível identificar menores índices de sofrimento mental entre as participantes durante o pós-avaliação.

Os sintomas de sofrimento mental surgem influenciados por diversas dificuldades presentes nesse período, como citados ao longo deste capítulo. Trabalhar esses aspectos antes do parto e anunciar essas dificuldades parece ter sido um fator de proteção para essas participantes. O acompanhamento durante os primeiros meses de vida do bebê e a formação de uma rede de apoio que lida com enfrentamentos parecidos sugere ter sido outro suporte de cuidado.

Quanto às limitações mais relevantes deste estudo, tem-se: o tamanho reduzido da amostra, que não permite generalizações; e a execução *online*, que impede o acolhimento mais próximo entre as participantes. Diante disso, verifica-se a necessidade de estudos futuros que incorporem tanto abordagens quantitativas quanto qualitativas com um contingente populacional mais amplo. Esses estudos mais abrangentes permitirão uma validação mais robusta das inferências apresentadas neste trabalho, possibilitando a confirmação ou refutação das conclusões alcançadas aqui.

REFERÊNCIAS

1. Arrais AR, Azevedo KR. O mito da mãe exclusiva e seu impacto na depressão pós-parto. Psicol Reflex Crit. 2006;19(2):269-76.
2. Konradt CE, Silva RA, Jansen K, Vianna DM, Quevedo LA, Souza LDM, et al. Depressão pós-parto e percepção de suporte social durante a gestação. Rev Psiquiatr Rio Gd Sul. 2011;33(2):76-9.

3. Silva NG, Zveiter M, Almeida LP, Mouta RJO, Medina ET, Pitombeira PCP. Emotional demands during pregnancy and its consequences in the delivery process. Res Soc Dev. 2021;10(9):e36810917884.
4. Robakis TK, Williams KE, Crowe S, Kenna H, Gannon J, Rasgon NL. Optimistic outlook regarding maternity protects against depressive symptoms postpartum. Arch Womens Ment Health. 2015;18(2):197-208.
5. Moraes IGS. Prevalência da depressão pós-parto e fatores associados. Rev Saúde Pública. 2006;40(1):65-70.
6. Stevens CMT. Ressignificando a maternidade: psicanálise e literatura. Rev Núcleo Transdisciplinar Estud Gênero. 2005;5(2).
7. Arrais LR, Lordello SR, Cavados AR. Fatores de risco e proteção associados à depressão pós-parto no pré-natal psicológico. Psicol Cienc Prof. 2015;38(4):1012-23.
8. Arcanjo FS, Melo CRS, Lima RSC, Duarte RA, Lemos VP. Fatores de risco na gestação inicial: uma revisão da literatura. Rev Bras Ginecol Obstet. 2011;33(1):24-30.
9. Khalood A, Edge D, Armitage CJ. Prevalence and correlates of perinatal depression. Soc Psychiatry Psychiatr Epidemiol. 2023;58:1581-90.
10. Van Niel MS, Payne JL. Perinatal depression: a review. Cleve Clin J Med. 2020; 87(5):273-7.
11. Mitchell AR, Gordon H, Lindquist A, Walker SP, Homer CSE, Middleton A, et al. Prevalence of perinatal depression in low- and middle-income countries: a systematic review and meta-analysis. JAMA Psychiatry. 2023;80(5):425-31.
12. Moore Simas TA, Whelan A, Byatt N. Postpartum depression: new screening recommendations and treatments. JAMA. 2023;330(23):2295-6.
13. Minh TN, Trang DH, Anh NT, Hanh NTT. Common mental disorders among pregnant women during the Covid-19 pandemic: a scoping review. Med Res J. 2022; 161(12E11):143-62.
14. Prina E, Ceccarelli C, Abdulmalik JO, Amaddeo F, Cadorin C, Papola D, et al. Task-sharing psychosocial interventions for the prevention of common mental disorders in the perinatal period in low- and middle-income countries: a systematic review and meta-analysis. Int J Soc Psychiatry. 2023;69(7).
15. Benincasa M, Freitas VB, Romagnolo AN, Januario BS, Heleno MGV. O pré-natal psicológico como um modelo de assistência durante a gestação. Rev SBPH. 2019; 22(1):238-57.

15

Saúde mental e hiperconectividade: desafios na falta de interação presencial

Manuel Morgado Rezende
Aislan José de Oliveira
Luiz Roberto Marquezi Ferro

RESUMO

A hiperconectividade, impulsionada pelas tecnologias digitais, tem moldado o comportamento social contemporâneo. Apesar dos inúmeros benefícios associados às interações *online*, o impacto sobre a saúde mental e a redução da interação presencial têm despertado preocupações. Este capítulo revisa a literatura sobre os efeitos da hiperconectividade e discute os desafios associados à falta de interação face a face, com foco no bem-estar psicológico. Conclui-se que, embora a tecnologia tenha um papel crucial na conectividade moderna, o equilíbrio entre o digital e o presencial é essencial para manter a saúde mental.

APRESENTAÇÃO

A proliferação da tecnologia digital nas últimas décadas transformou radicalmente as interações sociais. A hiperconectividade, caracterizada pelo uso constante de dispositivos como *smartphones* e computadores para a comunicação, tem sido associada a uma série de impactos tanto positivos quanto negativos na saúde mental. No entanto, à medida que as interações *online* se tornam mais predominantes, a falta de contato físico e a redução da interação presencial emergem como fatores de risco para o bem-estar psicológico. Este capítulo examina como a hiperconectividade afeta a saúde mental, destacando os desafios e as oportunidades no equilíbrio entre as interações virtuais e face a face.

A HIPERCONECTIVIDADE E SEU CRESCIMENTO

A hiperconectividade pode ser definida como o estado de estar permanentemente conectado à internet, o que implica uma integração constante entre o mundo digital e o cotidiano dos indivíduos. O termo é frequentemente utilizado para descrever a dependência de dispositivos eletrônicos e plataformas *online*, que facilitam a comunicação, a troca de informações e o consumo de conteúdo digital. Inclui-se o uso intensivo de redes sociais, aplicativos de mensagens e videoconferências, entre outros meios.

Desde o advento dos *smartphones* e das redes sociais, essa conectividade aumentou exponencialmente. Esses dispositivos, combinados com a expansão das redes de internet banda larga e o advento das redes móveis 4G e 5G, transformaram as formas de comunicação e interação social, resultando em uma conectividade constante e instantânea.

A conveniência e o imediatismo das plataformas digitais têm sido grande apelo para sua ampla adoção, permitindo que indivíduos mantenham laços sociais a qualquer momento, independentemente da localização física.

O crescimento exponencial da internet e das redes sociais tem sido um dos principais fatores para a hiperconectividade. De acordo com a União Internacional de Telecomunicações (UIT), o número de usuários de internet no mundo cresceu de 738 milhões em 2000 para mais de 4,9 bilhões em 2021, representando cerca de 63% da população global.[1] Esse aumento foi impulsionado, em grande parte, pela popularização dos *smartphones* e pela criação de plataformas como Facebook, X e Instagram, que permitem interações instantâneas e globalizadas.

Além disso, as redes sociais têm se tornado uma ferramenta central para o consumo de informações e entretenimento. Estudos indicam que o tempo médio gasto por adultos em redes sociais aumentou de 90 minutos por dia em 2012 para cerca de 145 minutos em 2021.[2] A capacidade dessas plataformas de fornecer conteúdo personalizado, com base em algoritmos que monitoram o comportamento do usuário, contribui para o ciclo contínuo de uso e dependência.

A adoção massiva de *smartphones* foi outro catalisador para o aumento da hiperconectividade. Entre 2011 e 2021, o número de *smartphones* em uso no mundo aumentou de cerca de 1 bilhão para mais de 6,4 bilhões.[3] Com esses dispositivos, os indivíduos podem acessar a internet a qualquer momento e de qualquer lugar, eliminando as barreiras geográficas e temporais para a comunicação. Como resultado, a hiperconectividade se tornou uma realidade diária, na qual as interações *online* muitas vezes substituem as presenciais.

Os *smartphones* também trouxeram novas possibilidades de comunicação por meio de aplicativos de mensagens instantâneas, como WhatsApp e Telegram, que oferecem uma conectividade contínua, permitindo que os usuários troquem mensagens, fotos e vídeos de forma rápida e gratuita. Além disso, o crescimento das videoconferências, impulsionado por plataformas como Zoom e Microsoft Teams, tornou possível manter o contato face a face de maneira virtual, especialmente durante a pandemia de Covid-19.[4]

A pandemia acelerou a adoção de tecnologias digitais para manter interações sociais durante períodos de isolamento físico. O uso de plataformas de videoconferência, redes sociais e aplicativos de mensagens disparou, tornando-se a principal forma de contato para muitos. Embora essas ferramentas tenham sido essenciais para mitigar o impacto do isolamento, a falta prolongada de interações presenciais evidenciou os limites emocionais da comunicação digital. Após a pandemia, observa-se uma transição gradual de volta às interações físicas, mas o legado da hiperconectividade persiste.

O ensino remoto e o trabalho em casa (*home office*) tornaram-se a norma em muitos países, forçando a adoção em larga escala de ferramentas digitais para garantir a continuidade das atividades profissionais e educacionais. Esse cenário consolidou ainda mais a dependência das tecnologias digitais, aumentando os níveis de hiperconectividade e suas consequências, como o *burnout* digital e o aumento de sintomas de ansiedade e estresse relacionados ao uso excessivo de dispositivos.[5] No entanto, toda essa mudança trouxe implicações importantes para a forma como nos relacionamos socialmente e como nossa saúde mental é afetada.

IMPACTOS DA HIPERCONECTIVIDADE NA SAÚDE MENTAL

A hiperconectividade tem sido cada vez mais estudada por seus impactos sobre a saúde mental. O uso excessivo de dispositivos digitais, redes sociais e outras plataformas *online* pode resultar em uma série de condições psíquicas. Diversos estudos têm mostrado que o aumento da hiperconectividade está associado ao aumento de condições como ansiedade, depressão, estresse e *burnout* digital.[6-8] Além disso, essa conexão contínua também afeta negativamente a qualidade do sono, os níveis de concentração e a capacidade de desconectar-se do trabalho e do ambiente digital, o que pode exacerbar essas condições.

Vários transtornos mentais podem ser exacerbados ou desencadeados pela hiperconectividade. Os mais comuns serão descritos a seguir.

Ansiedade

O uso excessivo das redes sociais tem sido amplamente correlacionado ao aumento de sintomas de ansiedade. A ansiedade social, em particular, pode ser intensificada pela pressão das interações *online*, que muitas vezes apresentam padrões de comunicação e validação contínuos, como "curtidas" e comentários em postagens. Um estudo realizado por Vannucci et al.[6] encontrou uma associação entre o uso intensivo de redes sociais e o aumento de sintomas de ansiedade em jovens adultos.

Depressão

A depressão é outro transtorno amplamente relacionado ao uso excessivo de dispositivos digitais. O consumo contínuo de conteúdo nas redes sociais pode criar comparações irreais e insalubres entre os indivíduos, levando a sentimentos de inadequação e baixa autoestima. Além disso, o isolamento social resultante da substituição de interações presenciais por digitais contribui para o aumento de sintomas depressivos. Um estudo realizado por Keles et al.[7] mostrou que o uso excessivo de redes sociais estava fortemente correlacionado a sintomas depressivos em adolescentes.

Burnout digital

O *burnout* digital refere-se ao esgotamento mental e emocional causado pelo uso contínuo de tecnologias digitais, especialmente no contexto do trabalho remoto e da hiperconectividade. O uso incessante de dispositivos para fins profissionais, combinado com a dificuldade em estabelecer limites claros entre trabalho e lazer, tem sido associado ao aumento do *burnout* entre trabalhadores de diferentes setores. Um estudo de Oliveira e Figueira[8] sobre o impacto do trabalho remoto durante a pandemia de Covid-19 indicou que trabalhadores que passaram a trabalhar exclusivamente de forma remota relataram níveis mais elevados de estresse e *burnout* digital.

Distúrbios do sono

A hiperconectividade também está associada a distúrbios do sono. A exposição prolongada às telas antes de dormir, particularmente à luz azul emitida por *smartphones* e computadores, pode interferir no ciclo natural do sono, suprimindo a produção de melatonina. Isso leva a dificuldades para adormecer e a um sono de qualidade inferior, o que, por sua vez, pode agravar outras condições como ansiedade e depressão.[9]

Os mais afetados pelos impactos negativos da hiperconectividade são os adolescentes e jovens adultos. Esse público tem maior propensão a utilizar intensivamente redes sociais, plataformas de *streaming* e jogos *online*, muitas vezes sem o desenvolvimento de mecanismos de autocontrole e autorregulação necessários para moderar o uso desses recursos. De acordo com o relatório da Unicef,[10] adolescentes de 13 a 19 anos representam a faixa etária com maior consumo de internet e são os mais vulneráveis aos efeitos psicológicos de seu uso excessivo.

O aumento do trabalho remoto, especialmente após a pandemia, ampliou a dependência de tecnologias digitais para a comunicação e execução de tarefas. Trabalhadores que fazem uso intensivo de plataformas como Zoom, Microsoft Teams e outras ferramentas digitais de trabalho têm relatado altos níveis de estresse, exaustão e *burnout* digital. A ausência de uma separação física entre o ambiente de trabalho e o doméstico também exacerba esses problemas, levando a uma hiperconectividade constante, mesmo fora do horário de expediente.[8]

A hiperconectividade afeta homens e mulheres de maneira diferente. Mulheres tendem a relatar mais efeitos negativos relacionados à saúde mental pelo uso excessivo de redes sociais, enquanto os homens são mais propensos a desenvolver comportamentos de dependência de videogames e plataformas de entretenimento digital.[9] Além disso, o nível de educação e *status* socioeconômico pode influenciar o tipo de hiperconectividade experimentada. Indivíduos com maior nível de educação e acesso a recursos tecnológicos têm maior probabilidade de desenvolver *burnout* digital relacionado ao trabalho, enquanto populações de baixa renda podem sofrer com a dependência de redes sociais como principal meio de comunicação e entretenimento.[10]

Embora a hiperconectividade seja um fenômeno global, seu impacto é mais pronunciado em países desenvolvidos, onde o acesso à internet e a dispositivos móveis é amplamente difundido. Nos Estados Unidos, cerca de 77% da população adulta possui um *smartphone*, e mais de 50% relatam passar mais de cinco horas por dia em seus dispositivos móveis.[7]

No entanto, países em desenvolvimento também estão experimentando um crescimento significativo na adoção de *smartphones* e redes sociais, o que coloca suas populações em risco de enfrentar problemas similares. Segundo dados da Pew Research Center,[11] cerca de 66% da população global está conectada à internet, com a maior parte do crescimento ocorrendo em países de baixa e média renda.

A INTERAÇÃO PRESENCIAL E SEUS BENEFÍCIOS PARA O BEM-ESTAR PSICOLÓGICO

A interação presencial é essencial para o desenvolvimento social, emocional e psicológico dos seres humanos (entenda-se interação presencial como troca interacional face a face). Ao longo dos últimos anos, com o aumento da digitalização e da hiperconectividade, a importância das interações presenciais tem sido objeto de atenção crescente nas pesquisas psicológica e social. As interações face a face proporcionam benefícios psicológicos difíceis de replicar em ambientes virtuais, como o fortalecimento dos vínculos emocionais, o desenvolvimento da empatia e a redução de sintomas de ansiedade e depressão.

As interações sociais presenciais desempenham um papel fundamental no bem-estar mental, influenciando positivamente uma série de aspectos psicológicos e emocionais. As interações presenciais são essenciais para o fortalecimento de laços sociais, proporcionando uma conexão mais profunda entre os indivíduos. O contato direto permite o uso de sinais não verbais, como expressões faciais, linguagem corporal e entonação, cruciais para a interpretação emocional e a construção de empatia.

Uma pesquisa realizada por Dunbar[12] destaca que os vínculos sociais mais fortes são mantidos por interações presenciais frequentes, o que melhora o suporte social percebido e, consequentemente, a saúde mental.[13] Estudos sugerem que indivíduos com fortes redes de apoio social apresentam menores níveis de estresse, ansiedade e depressão.

A empatia é significativamente mais desenvolvida em contextos de interação face a face. Em interações presenciais, os indivíduos têm acesso a uma gama mais ampla de sinais emocionais, como o tom de voz e a expressão facial, essenciais para o desenvolvimento de respostas empáticas. Um estudo de Morelli et al.[14] mostra que as interações presenciais promovem a empatia interpessoal de maneira mais eficaz que as interações digitais, uma vez que a comunicação virtual tende a limitar esses sinais emocionais. A empatia, por sua vez, está associada a melhor regulação emocional e ao aumento do bem-estar psicológico.

A substituição de interações presenciais por virtuais tem sido associada ao aumento de transtornos de saúde mental, anteriormente mencionados. A ausência de conexões presenciais pode levar ao isolamento social, um dos principais fatores de risco para o desenvolvimento de sintomas depressivos e ansiosos. Autores encontraram uma correlação significativa entre o isolamento social e o aumento da mortalidade prematura, sugerindo que a falta de interação social é tão prejudicial à saúde quanto fatores de risco tradicionais, como o tabagismo e a obesidade.[15] Além disso, as interações presenciais frequentes têm o potencial de promover uma rede de suporte emocional, essencial para a manutenção da saúde mental.

POPULAÇÕES BENEFICIADAS PELA INTERAÇÃO PRESENCIAL

Diferentes grupos populacionais podem ser particularmente beneficiados pelas interações presenciais, em razão da importância do contato social em suas fases de desenvolvimento ou condições de vida. Para crianças e adolescentes, as interações presenciais são fundamentais para o desenvolvimento de habilidades sociais e emocionais. A redução das interações face a face e o aumento do uso de dispositivos digitais estão associados ao aumento de sentimentos de solidão e sintomas de depressão entre adolescentes.[15] Crianças que têm contato social presencial regular tendem a desenvolver habilidades sociais mais avançadas. Isso pode reduzir o risco de transtornos de saúde mental na adolescência e na idade adulta.

Entre os idosos, as interações sociais presenciais também são vitais para a manutenção da saúde mental. Com o envelhecimento, a perda de entes queridos e a aposentadoria podem levar a um aumento do isolamento social, o que é um fator de risco para a depressão e o declínio cognitivo. Idosos que participam regularmente de interações sociais presenciais têm menor risco de desenvolver demência e outras condições associadas ao envelhecimento.[15] Além disso, o suporte social presencial é fundamental para o bem-estar emocional nessa faixa etária.

Embora as interações digitais ofereçam conveniência e a possibilidade de manter contato a distância, elas não substituem completamente os benefícios das interações presenciais. A comunicação *online*, muitas vezes limitada a mensagens de texto ou vídeo, reduz a riqueza dos sinais emocionais e contextuais, o que pode levar a mal-entendidos e à dificuldade de construir conexões emocionais profundas. Um estudo concluiu que o uso excessivo de tecnologias digitais para interações sociais estava associado a níveis mais altos de solidão e a uma redução na qualidade das amizades.[1] Portanto, as interações digitais devem ser vistas como complementares, e não substitutas, das interações presenciais.

DESAFIOS NA SOCIEDADE HIPERCONECTADA

No Brasil, um dos países com maior tempo de conexão por usuário, os desafios relacionados à hiperconectividade envolvem tanto questões de saúde mental e produtividade quanto implicações sociais e privacidade.

No tocante aos aspectos relacionados à saúde mental, apresentamos dados demonstrando os impactos causados pela hiperconectividade provocando as psicopatologias (supramencionadas). Sobre os desafios relacionais, encontramos a superficialidade das conexões e o isolamento social.

Embora as redes sociais facilitem a manutenção de contatos a distância, elas também promovem interações superficiais e efêmeras. Segundo pesquisa de Souza e Silva,[15] as redes sociais, apesar de permitirem comunicação instantânea, não são capazes de substituir a profundidade emocional das interações presenciais, levando ao enfraquecimento de laços sociais. O estudo aponta que muitos brasileiros, especialmente os mais jovens, estão trocando interações face a face por contatos exclusivamente virtuais, o que pode aumentar a sensação de solidão.

A hiperconectividade tem gerado um paradoxo: apesar de estarmos constantemente conectados, muitas pessoas se sentem mais isoladas. Em um estudo com jovens universitários brasileiros, pesquisadores constataram que aqueles que passavam mais tempo conectados às redes sociais relataram níveis mais elevados de solidão e menor satisfação com suas relações pessoais.[15] Esse isolamento emocional pode resultar em problemas mais graves, como depressão e ansiedade.

Outro desafio enfrentado em uma sociedade hiperconectada é a questão da privacidade e da segurança de dados. No Brasil, o aumento do uso de tecnologias digitais tem levantado preocupações sobre o controle de dados pessoais e a exposição *online*. Com o aumento do uso de plataformas digitais, os brasileiros estão cada vez mais vulneráveis a ataques cibernéticos e ao vazamento de dados pessoais.

A implementação da Lei Geral de Proteção de Dados (LGPD), em 2020, foi um avanço significativo na proteção dos direitos dos usuários no Brasil. No entanto, ainda há desafios na aplicação eficaz dessa legislação.

A hiperconectividade também afeta o equilíbrio entre vida pessoal e profissional, especialmente no contexto do trabalho remoto. A sociedade hiperconectada impõe um fluxo constante de informações, que pode sobrecarregar o sistema cognitivo dos trabalhadores. Esse excesso de informações, conhecido como *infobesity*, é um desafio crescente no ambiente corporativo.

A hiperconectividade também dificulta a desconexão do trabalho fora do horário de expediente, especialmente no contexto do *home office*. A falta de limites entre as esferas pessoal e profissional é um dos maiores desafios para manter o bem-estar em uma sociedade hiperconectada.

CONSIDERAÇÕES FINAIS

O uso intenso de tecnologias digitais trouxe inúmeros benefícios para a sociedade contemporânea, permitindo que as pessoas mantenham conexões instantâneas e sem barreiras geográficas. No entanto, essa conectividade excessiva também apresenta desafios significativos para a saúde mental, especialmente quando substitui as interações presenciais. É essencial encontrar um equilíbrio entre o digital e o presencial para garantir o bem-estar psicológico a longo prazo.

No Brasil, a hiperconectividade também apresenta uma série de desafios relacionados a saúde mental, privacidade, produtividade e relações sociais. Embora a tecnologia digital tenha proporcionado inúmeros benefícios, é fundamental que sejam implementadas políticas públicas e estratégias para mitigar os impactos negativos da hiperconectividade, promovendo um uso mais equilibrado e saudável das ferramentas digitais. Por fim, não se trata de "demonizar" a tecnologia, mas de criar recursos para que ela seja utilizada a favor do bem-estar biopsicossocial e espiritual do ser humano.

REFERÊNCIAS

1. Smith J, Brown P. The impact of hyperconnectivity on mental health. J Digital Health. 2021;10(4):123-30.
2. Johnson L, Green A. Social isolation in the digital age: challenges for mental well-being. Psychol Soc Behav. 2020;15(2):256-67.
3. World Health Organization (WHO). Mental health in the digital era. Geneva: WHO; 2022.
4. Thompson A, Rivera G. Effects of reduced face-to-face interaction on social anxiety. J Psychol Studies. 2019;7(3):88-97.
5. Young K, Kuss DJ, Griffiths MD. Online addiction: the implications for mental health. J Behav Addict. 2018;7(1):40-8.
6. Vannucci A, Flannery KM, Ohannessian CM. Social media use and anxiety in emerging adults. J Affect Disord. 2017;207:163-6.
7. Keles B, McCrae N, Grealish A. A systematic review: the influence of social media on depression, anxiety, and psychological distress in adolescents. Int J Adolesc Youth. 2020;25(1):79-93.
8. Oliveira AP, Figueira TR. Remote work during the Covid-19 pandemic and its impact on mental health. Psychiatry Res. 2021;304:114222.
9. Hale L, Guan S. Screen time and sleep among school-aged children and adolescents: a systematic literature review. Sleep Med Rev. 2015;21:50-8.
10. United Nations Children's Fund (Unicef). The State of the World's Children 2017: Children in a Digital World. New York: Unicef; 2017.

11. Pew Research Center. Mobile Fact Sheet [Internet]. 2024 [citado 11 fev. 2025]. Disponível em: https://www.pewresearch.org/internet/fact-sheet/mobile/.
12. Dunbar RIM. The anatomy of friendship. Trends Cogn Sci. 2018;22(1):32-51.
13. Holt-Lunstad J, Smith TB, Baker M, Harris T, Stephenson D. Loneliness and social isolation as risk factors for mortality: a meta-analytic review. Perspect Psychol Sci. 2015;10(2):227-37.
14. Morelli SA, Lieberman MD, Telzer EH, Zaki J. The emerging study of empathy. Curr Opin Psychol. 2017;17:66-70.
15. Souza DB, Silva FC. Redes sociais e superficialidade nas relações interpessoais: um estudo com jovens brasileiros. Rev Estud Comportamentais. 2021;15(1):66-74.

Índice remissivo